TRAVAIL DE LA CLINIQUE DES MALADIES CUTANÉES ET VÉNÉRIENNES

DE L'ANTIQUAILLE

SYNDROME DE RAYNAUD

ET

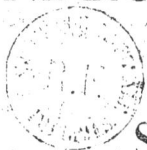SYPHILIS

PAR

Le Dr Eugénie BÉLINKY

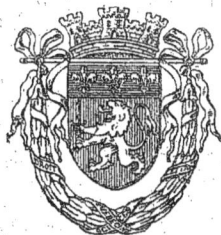

LYON

A. REY, IMPRIMEUR-ÉDITEUR DE L'UNIVERSITE

4, RUE GENTIL, 4

1915

TRAVAIL DE LA CLINIQUE DES MALADIES CUTANÉES ET VÉNÉRIENNES
DE L'ANTIQUAILLE

SYNDROME DE RAYNAUD

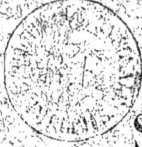

ET

SYPHILIS

PAR

Le Dr Eugénie BELINKY

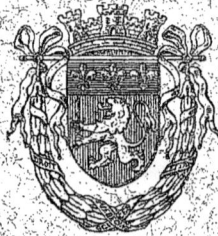

LYON
A. REY, IMPRIMEUR-ÉDITEUR DE L'UNIVERSITE
4, RUE GENTIL, 4

1915

SYNDROME DE RAYNAUD

ET

SYPHILIS

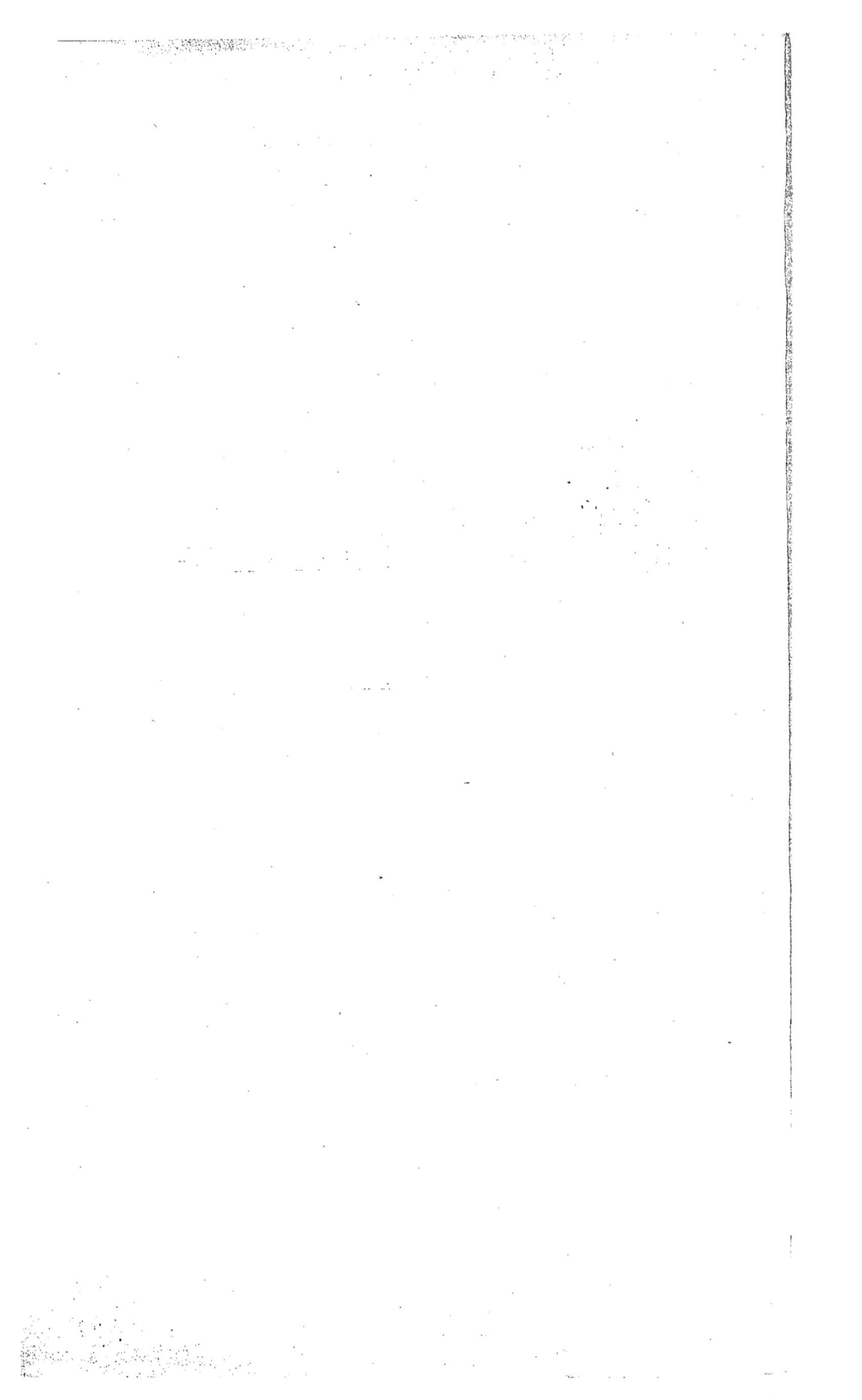

TRAVAIL DE LA CLINIQUE DES MALADIES CUTANÉES ET VÉNÉRIENNES
DE L'ANTIQUAILLE

SYNDROME DE RAYNAUD

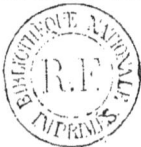

ET

SYPHILIS

PAR

Le Dr Eugénie BÉLINKY

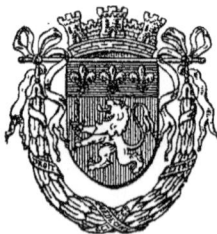

LYON

A. REY, IMPRIMEUR-ÉDITEUR DE L'UNIVERSITE

4, RUE GENTIL, 4

1915

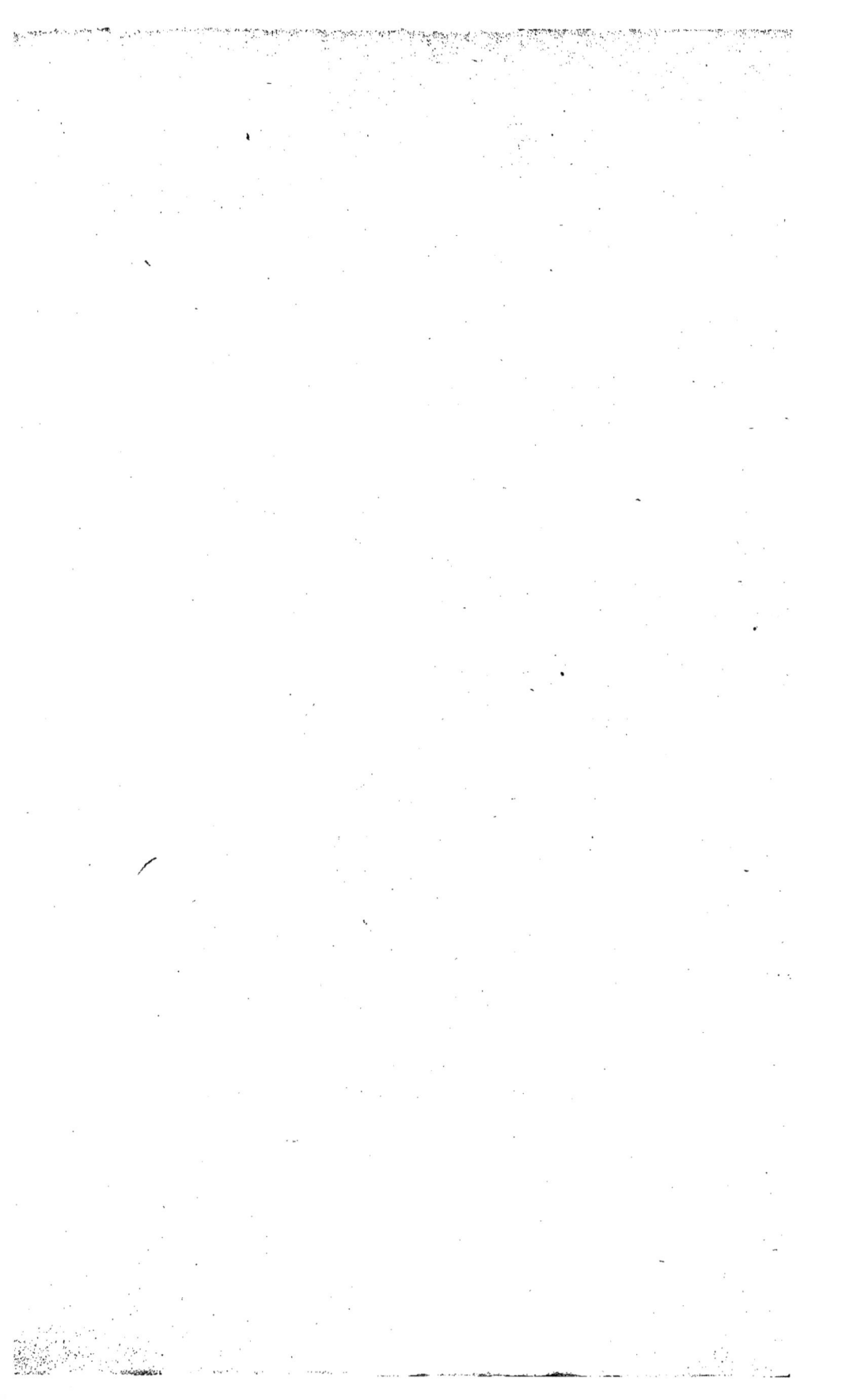

A MES PARENTS

Faible témoignage de reconnaissance.

A MES SŒURS

A MES FRÈRES

A MES AMIS

A MES MAITRES

dans les Hôpitaux.

E. B.

1

A mon Président de Thèse

MONSIEUR LE PROFESSEUR NICOLAS

Professeur de Clinique dermatologique et syphiligraphique.

A MES JUGES

AVANT-PROPOS

Nous terminons hâtivement notre scolarité dans des circonstances tragiques et douloureuses. Nous réclamerons l'indulgence du lecteur pour ce modeste travail : malgré notre bonne volonté, il y a quelques observations que nous n'avons pu recueillir, quelques travaux que nous n'avons pu consulter. Mais l'heure n'est plus à l'étude, elle appartient à l'action. Le devoir impérieux nous rappelle dans notre patrie ensanglantée, au chevet des blessés.

Ce n'est pas sans émotion que nous quittons la ville où nous avons vécu notre vie d'étudiant. La France, amie et alliée, nous fut toujours accueillante, et nous emportons le souvenir impérissable des années d'étude et de jeunesse passées sur cette terre féconde où le génie d'une race aimable se révèle d'une bravoure résolue, d'une volonté calme et ferme qui lie tous les cœurs dans la communion unanime d'une même noblesse de sentiments.

Nous sommes l'obligée de nos maîtres, nous ne l'oublierons pas, et ce nous est un agréable devoir que de leur adresser ici nos remerciements.

Nous exprimons à M. le professeur Nicolas, qui fut l'inspirateur de ce travail, notre profonde gratitude. Nous avons suivi assidûment les cliniques magistrales du maître, et nous rendons hommage non seulement au savant, mais encore à l'homme toujours accueillant et affable.

A M. le professeur Gaucher nous gardons une bien vive reconnaissance pour la haute valeur de l'enseignement puisé à la clinique parisienne. Nous n'oublierons jamais que le grand clinicien a bien voulu s'intéresser personnellement à nous.

Nous avons rempli dans le service de M. le professeur Vallas les fonctions d'interne au début de la guerre ; le maître de la chirurgie osseuse a bien voulu faire partie de notre jury ; nous lui adressons nos sincères remerciements.

Le Dr Favre, médecin des hôpitaux, fut pour nous un maître toujours bienveillant. Nous sommes heureuse de compter ce jeune savant parmi nos juges. Nous lui devons nos connaissances de laboratoire. Nous nous souviendrons toujours avec plaisir de ses leçons claires, précises et documentées. Nous le remercions du fond du cœur des conseils précieux qu'il nous a prodigués, et nous l'assurons de notre grande amitié.

Remercions également M. le Dr Mollard, médecin des hôpitaux, qui nous initia à la clinique au lit du malade.

Nous n'oublions pas non plus le Dr Massia, chef de clinique à l'Antiquaille, les Drs Giroux et Druelle, chef de clinique à Saint-Louis, qui nous réservèrent toujours le meilleur accueil.

SYNDROME DE RAYNAUD

ET

SYPHILIS

CHAPITRE PREMIER

HISTORIQUE DE LA NOTION
« SYNDROME DE RAYNAUD »

Les connaissances scientifiques, tant mécaniques que physico-chimiques et biologiques, évoluent en trois périodes : on commence par étudier les phénomènes dans leur état actuel, à les rapprocher, à les classer d'après leurs caractères présents ; on note ensuite leurs rapports de succession ; enfin, l'on recherche leurs causes. Les sciences pathologiques sont soumises à cette loi : le *diagnostic anatomique* se complète du *diagnostic clinique*, éclairé lui-même du *diagnostic étiologique*. Un clinicien observe chez une série de malades un fond symptomatique commun ; il isole ce groupe de caractères, lui donne un nom, crée un *syndrome*. Les documents s'amassent, les observations s'amoncellent et se publient ; après une première période où chaque auteur apporte sa contribution à l'édification du syndrome vient un moment où les rap-

ports de causalité se précisent ; le groupement symptomatique est reconnu artificiel, il s'écroule sous la
poussée de l'esprit critique et des faits nouveaux.

Les cadres antérieurs anatomique et clinique, devenus désormais trop étroits, éclatent devant la notion
fondamentale de cause, notion riche et féconde, notion
primordiale, qui implique non seulement la connaissance de l'étiologie, de la pathogénie et du mécanisme,
mais qui commande la thérapeutique, et dicte le
pronostic après avoir *déterminé* le tableau clinique et
les lésions. C'est l'histoire des fièvres, des maladies
infectieuses, avant et après l'ère pasteurienne ; c'est
aussi, en partie, l'histoire des gangrènes, qui nous
montre, de façon presque schématique, cette évolution
de la connaissance.

Diagnostic anatomique. — Jusqu'au milieu
du xix⁰ siècle, les gangrènes forment un groupe
pathologique extrêmement confus, où la notion anatomique prime tout, ou, plus exactement, existe
seule. Cette définition purement anatomique d'une
affection, qui évolue parfois lentement, choque l'esprit du clinicien, et Maurice Raynaud écrit (1872) :
« Il ne suffit pas d'envisager la mortification comme
résultat ; dans l'immense majorité des cas, la gangrène
constitue un *enchaînement d'actes morbides*, ayant un
commencement, un milieu, une fin. Or, à tort ou à
raison, aujourd'hui, pour tous les auteurs, gangrène
et sphacèle sont synonymes. »

Isolement du syndrome. — La répugnance de

l'esprit clinique à se satisfaire du seul diagnostic anatomique pousse Raynaud à étudier les phénomènes
de gangrène dans leur évolution, et l'amène à isoler, en
1862, un groupe symptomatique d'une certaine unité,
sous le nom de *gangrène symétrique des extrémités.*

La prescription magistrale de Raynaud a relativement peu souffert du temps, et l'affection qu'il décrit
est aujourd'hui connue, à juste titre, sous le nom de
syndrome de Raynaud, ou de phénomènes de Raynaud
(Hutchinson).

Evolution constructive. — Il importe de remarquer que Raynaud, en isolant son syndrome, est guidé
uniquement par le sens clinique *pratique ;* il se défend
de créer une nouvelle entité morbide vraie, et prétend
simplement décrire une modalité clinique. « On sait,
dit-il, combien les classifications naturelles sont diffi-
cilement applicables en clinique. *Tout caractère sail-
lant et pratique peut servir au médecin pour classer
les maladies...* ; » et ailleurs : « donner un nom nouveau à un *groupe de symptômes* est chose assurément
moins difficile que de rattacher plusieurs affections,
en apparence diverses, à la loi commune qui les
domine... »

Cependant, Raynaud, hanté par le problème pathogénique de l'affection, suggère l'hypothèse du spasme
vasculaire par influence des vaso-moteurs. Ce spasme
serait le facteur principal des phénomènes observés.
Que Raynaud le veuille ou non, ce mécanisme uni-
voque tend à faire de l'affection décrite *plus* qu'une
entité clinique.

Plus tard, en Angleterre surtout, l'on aura tendance à considérer le syndrome comme une entité morbide vraie : « la maladie de Raynaud ».

Les classiques, jusqu'à nos jours, esprits classificateurs, et enclins à nous montrer la science médicale nettement fixée en toutes choses, auteurs didactiques aux affirmations nettes, vont exagérer cette tendance.

Ils reproduisent, sans y rien changer, le tableau pathogénique des gangrènes déjà tracé en 1872 par Raynaud. Mais, tandis que Raynaud tentait de séparer son tableau pathogénique des quelques variétés cliniques qu'il décrivait, les auteurs contemporains fusionnent le tout. La confusion qui existait déjà dans la classification clinique de Raynaud s'accentue. Les auteurs ne distinguent plus le diagnostic clinique du diagnostic étiologique ; le syndrome unique de ses causes multiples ; l'expression symptomatique du mécanisme pathogénique. Ces notions voisinent, et au lieu de se juxtaposer, de se compléter l'une par l'autre logiquement, elles se confondent avec une simplicité excellente au point de vue didactique, mais qui ne correspond pas à la réalité complexe des faits. L'on nous assure que la maladie de Raynaud est due à une influence du système nerveux, en dehors de toute altération vasculaire. L'on prend un *signe clinique* donné par Raynaud « pas de lésion vasculaire *appréciable cliniquement...* » pour une *modalité pathogénique*.

Evolution destructive. — Tandis que la trace de cette évolution constructive et traditionaliste subsiste

encore dans les livres classiques, une évolution opposée
naissait bientôt sous l'effort de l'esprit critique et la
pression des faits nouveaux ; l'affection décrite par
Raynaud était fortement discutée sur le terrain pathogénique et même sur le terrain clinique.

Au point de vue pathogénique, Raynaud avait inter-
prété la coexistence de son syndrome avec une série
de maladies infectieuses comme de simples coïncidences. Ces coïncidences deviennent tellement nombreuses que Bourrelly (1887) prend comme sujet de
thèse : *De l'asphyxie locale des extrémités envisagée
comme symptôme.* Busy (Lyon, 1889) soutient la
même opinion : *Etiologie et Pathogénie ; Essai de
classification rationnelle.* Defrance (1895) est du
même avis. Chevrin (1899) traite de l'asphyxie locale
dans les maladies infectieuses. Bonnenfant (1904) étu-
die le rôle étiologique de la tuberculose dans le syndrome de Raynaud, et Gandois (1904), dans une revue
générale, montre l'influence de multiples états pathologiques sur l'étiologie du syndrome. Enfin, Lenègre
(1911) fait paraître le premier travail français d'ensemble sur le phénomène de Raynaud chez les *syphilitiques.*

Les documents rassemblés dans tous ces travaux
démontrent surabondamment que les phénomènes de
Raynaud constituent un syndrome et non une entité
morbide vraie. Au reste, nous reviendrons sur cette
question en étudiant l'étiologie et la pathogénie de
l'affection.

Au point de vue clinique, la notion primitive du
syndrome de Raynaud a été singulièrement élargie.

Sans doute un groupement symptomatique bien observé, bien individualisé, a droit, en tant qu'entité clinique, à l'existence, et devrait rester presque intact au cours des temps. Il est regrettable qu'un syndrome, auquel reste attaché le nom d'un auteur ne réponde plus exactement et invariablement à la description de cet auteur, puisque, par définition, la seule prétention du syndrome est de résumer *d'un mot* un ensemble de symptômes. Mais nous sommes devant le fait accompli : l'usage a prévalu, nous devons nous y conformer. La confusion des diagnostics clinique et pathogénique n'a pas été sans influence sur cette altération de la notion du syndrome de Raynaud. La *maladie* de Raynaud étant considérée comme entité morbide vraie, on a cherché les *différentes formes cliniques* qu'elle pouvait revêtir. De plus, comme dans tous les groupements artificiels, on a trouvé, à propos de chaque symptôme, soit par excès, soit par défaut, en deçà et au delà, des *formes de transition*.

En 1888, Dominguez décrit une forme atténuée où l'on ne trouve guère que de l'acro-asphyxie. Puis nombre d'auteurs montrent la variabilité des symptômes : douleur, symétrie, syncope locale, intermittence, etc.

On rapporte des cas de syndrome de Raynaud unilatéral (Defrance, 1895).

Dans une observation d'Ornellas, l'on voit, dans une deuxième phase de la maladie, les artères devenir imperméables.

Enfin, Brengues, en 1896, décrit une forme évoluant vers la gangrène étendue et massive.

Si l'on examine aujourd'hui la multitude d'observations se rapportant au syndrome de Raynaud, on ne
retrouve plus guère que deux caractères communs :
l'acro-asphyxie toujours présente, et, parfois, la gangrène parcellaire des extrémités.

En un mot :

Cliniquement, la notion du syndrome de Raynaud
correspond, aujourd'hui, à un ensemble symptomatique beaucoup plus général qu'en 1862.

Au point de vue pathogénique, nous conclurons
avec Grasset que l'affection décrite par Raynaud n'est
qu'*un syndrome clinique superposé à d'autres manifestations pathologiques, chez un même sujet, consti-
tuant avec les autres symptômes une expression
commune d'un même état pathologique général.*

CHAPITRE II

ÉTIOLOGIE

« Peut-on attribuer aux maladies antérieures, aux diverses diathèses, une part d'influence sur le développement de la maladie qui nous occupe ? Si on a pu l'observer concurremment avec la tuberculose, la syphilis, la leucocythémie, etc., la vérité est que ce sont là de pures coïncidences, et que, dans la majeure partie des cas, on ne trouve rien, absolument rien pour en expliquer l'apparition... » Ces paroles de Raynaud ne sont plus vraies.

Depuis un demi-siècle, des observations nombreuses sont venues montrer l'action bien nette de nombreux états pathologiques sur la genèse du syndrome de Raynaud. Ce sont *les maladies du système nerveux; les affections cardio-vasculaires, les néphrites, le diabète, l'hémoglobinurie, les intoxications* (CO ; CS^2; C^{6}H^6; Pb, ergot de seigle) et surtout les *infections*, que l'on retrouve de façon presque constante, dans les antécédents du malade. Parfois, il s'agit d'accidents septiques *aigus : typhoïde, typhus, grippe, pneumonie, rhumatisme articulaire, fièvre puerpérale;* le plus souvent, on trouve en cause l'un des trois grands processus infectieux *chroniques* : la **syphilis** (Monro, Morgan, Fox, Elsenberg, Balzer et Fouquet, Gastou et Hercher, Gaucher, Lenègre, Nicolas); la **tuberculose** (Renon, Bonnenfant, Lévy-Fraenkel, Castel, Balzer et Fouquet, Couloujon, Pousson); le **paludisme** (obs. III de la thèse de Raynaud; Marroin, Morisson, Ficher, Charpentier, Durozier, Foulquier et Riehrer, Calmette, Grasset, Vaillard, Petit et Verneuil). Ce serait sortir de notre sujet que d'insister sur cette étiologie diverse, établie par les travaux cités ci-dessus; nous examinerons seulement le rôle étiologique de la syphilis.

Coexistence de la syphilis et du syndrome de Raynaud. — En 1836, pour la première fois, le Dr Liston signale dans le *Lancet* le cas d'une syphilitique de vingt-quatre ans, qui présente, dans la région fessière, des plaques gangréneuses symétriques.

Raynaud, dans sa thèse, qui comprend vingt-cinq observations, cite deux cas de syphilis. Nous rapportons l'une de ces observations (obs. XV); dans l'autre cas, il s'agit d'une couturière de mœurs faciles, syphilitique, traitée à l'hôpital de Blockley. Elle présente une gangrène symétrique des mains, des oreilles et du nez; on dut amputer la main droite et le bras gauche. La mort survint, par consomption, deux mois après l'entrée de la malade à l'hôpital.

En 1854, Alford rapporte le cas d'un enfant de dix ans (syphilis congénitale), qui eut, à plusieurs reprises, des plaques de gangrène aux deux oreilles. Les mains étaient également atteintes, et l'on dut amputer les seconde et troisième phalanges.

En 1874, Chauncey-Puzey publie une curieuse observation :

Il s'agit d'un homme de trente-sept ans, ayant présenté un chancre en 1869 et des accidents secondaires l'année suivante. A la suite d'une écorchure à la verge, la peau devint froide et noire. La circulation chez ce malade était très faible : le nez et le bout des doigts étaient bleus.

Deux cas de gangrène symétrique sont notés par Markins : ils sont relatifs à une fillette de quatorze ans et à un garçon de sept ans, frère et sœur, suspects de syphilis héréditaire.

English rapporte l'observation d'une femme atteinte de gangrène symétrique des deux pieds. Il croit à l'étiologie syphilitique.

Young, en 1884, raconte l'histoire d'un homme de vingt et un ans atteint de syphilis héréditaire, et qui eut une gangrène des phalanges des doigts aux deux mains.

Humphreg cite le cas d'une fillette de Paris, traitée à l'hôpital de Pendlebury et morte de syphilis congénitale avec lésions osseuses caractéristiques. La gangrène lui rongea les deux phalanges terminales des orteils.

Tous les cas précédents sont rapportés par Morgan, dans le *Lancet* de 1889. Il y ajoute une observation personnelle d'un grand intérêt que nous reproduisons *in extenso* (obs. VIII).

En 1888, d'Ornellas avait également publié une observation très intéressante que l'on trouvera plus loin (obs. VI).

En 1889 paraît le cas de Shuster (obs. VII) que l'auteur ne considère pas comme une *maladie* de Raynaud, mais qui, cependant, se rapporte nettement au syndrome tel qu'on l'envisage de nos jours.

En 1894, citons les observations de Levet (obs. IX).

En 1904, Barthelemy publie un nouveau cas (obs. X).

En 1906, Lustgarten fait connaître une nouvelle observation (obs. XI) et, à cette occasion, Klotz rappelle trois cas qui lui sont personnels et un cas observé par Hutchinson.

En 1908 paraît l'observation de Fox (obs. XII), et, en 1911, Lenègre rapporte dans sa thèse l'histoire d'un malade observé par Druelle (obs. V).

De 1911 à 1913, le Professeur Gaucher publie trois nouvelles observations (obs. II, III, IV).

En 1913, citons les quatre observations de Semon et le cas de Parkes Weber (obs. XIII).

Enfin, en 1914, le Professeur Nicolas apporte encore un fait nouveau.

La fréquence de la syphilis dans le syndrome de Raynaud paraît donc nettement établie.

Quelle est la mesure de cette fréquence? Il est actuellement impossible de répondre avec une précision mathématique. Nous ne possédons que la statistique de Morgan, remontant à 1889 : Sur quatre-vingt-treize cas de syndrome de Raynaud, l'auteur a trouvé dix fois la syphilis. Nous croyons, pour de multiples raisons, que la proportion doit être beaucoup plus forte :

1° Beaucoup d'observations sont muettes au sujet des antécédents pathologiques, en particulier syphilitiques du malade;

2° Il s'agit, le plus souvent (voir les observations),

de syphilis ignorée par le malade lui-même, soit qu'il s'agisse de syphilis héréditaire, soit qu'il s'agisse d'une syphilis acquise non traitée ;

3° Fréquemment la syphilis passe inaperçue du praticien :

a) Les signes cliniques sont réduits au minimum et le diagnostic n'est porté que par suite d'un hasard heureux (observation VIII) ;

b) Les signes cliniques n'existent pas, la réaction de Wassermann, seule, est positive (obs. III et IV). L'on comprend que, dans ce cas, le diagnostic soit très rarement posé aujourd'hui et ne pouvait l'être autrefois ;

c) Parfois, on ne trouve ni signes cliniques, ni réaction de Wassermann ; seule l'existence de fausses couches antérieures ou l'examen du conjoint met sur la voie du diagnostic, pleinement vérifié par le traitement d'épreuve (obs. I) ;

4° Dans certains cas, l'on dépiste une maladie dont la nature syphilitique admise équivaut à la signature de l'affection : le tabes, l'hémoglobinurie paroxystique, les lésions aortiques, etc. Ces deux dernières affections surtout ont été souvent signalées chez les malades atteints du syndrome de Raynaud.

Si l'on tient compte de tous ces faits, si l'on songe que l'on rencontre très fréquemment dans les antécédents du malade des affections nerveuses, ou cardiovasculaires, des néphrites, de l'hémoglobinurie paroxystique, qui sont si souvent le fait de la syphilis, on conclura avec nous à la coexistence *fréquente* de la tréponémiase et du syndrome de Raynaud.

Cette fréquence, dont nous ne pouvons préciser exactement la valeur, *nous permet-elle de conclure que la syphilis est une* **cause déterminante** *du syndrome de Raynaud?* Certains esprits, contents de peu, pensent que la logique et la méthode mathématique ne sont pas applicables à la médecine; d'autres, plus difficiles, de sens critique plus affiné, exigent une rigueur scientifique plus grande. Ces derniers se déclareraient satisfaits si la notion de fréquence était exactement connue et mesurée. Le seul fait de fréquence, nettement précisé, permettrait au calcul des probabilités de répondre à la double question de savoir :

1° Si la *coexistence* de la syphilis et de la maladie de Raynaud *a une raison;*

2° Si les deux affections sont liées par un rapport de *causalité.*

Or, nous ignorons quelle est la mesure exacte ou même très approximative de la fréquence; les données essentielles de l'énoncé du problème nous manquent ; il est actuellement insoluble.

Dans ces conditions, nous devons rigoureusement conclure que les **preuves cliniques** *sont insuffisantes à elles seules pour établir que la syphilis est une cause déterminante du syndrome de Raynaud.*

Les **documents anatomo-pathologiques**, presque inexistants, ne nous apportent *aucun secours*. Il nous reste seulement pour résoudre la question les **preuves thérapeutiques**.

Preuves thérapeutiques. — Dans presque toutes
les observations que nous avons citées, nous trouvons
une amélioration, parfois même la guérison, sous l'influence du traitement iodo-mercuriel. — *Le fait d'avoir
été guérie par le traitement suffit-il à démontrer*
a priori *l'origine syphilitique d'une maladie?* Il
semble bien que les syphiligraphes aient répondu par
l'affirmative, et nous les croyons volontiers. Cependant
cette question a soulevé d'assez vives critiques. Elle
fut discutée lorsque Lustgarten apporta son observation
(obs. XI) à la Société de Dermatologie de New-York,
le 27 février 1906. Le Dr Fordyce fit remarquer que
l'amélioration constatée sous l'influence du mercure et
de l'iodure ne permet pas de conclure nettement à
l'existence de la syphilis ; on constate cette amélioration dans la sclérose des artères, par exemple. Les
Drs Fox et Klotz citent d'autres affections justiciables
du traitement spécifique. Certes, la *valeur pratique* du
traitement d'épreuve dans les affections à étiologie
douteuse est considérable, et il en est résulté pour le
praticien une indication thérapeutique bien nette que
l'on peut préciser sous cette forme : « Conduisez-vous
en face d'une affection améliorée par le traitement
d'épreuve comme devant une syphilis ; vous vous en
trouverez bien. » *Il y a là une règle clinique pratique; rien de plus.* Cette règle pratique ne peut
s'ériger en théorie et il est abusif d'en faire une base
pathogénique. Entre un *conseil pratique* et un essai
spéculatif présentant la rigueur scientifique nécessaire
il y a un abîme. Il est bien évident que jamais l'on
n'aura vu et que jamais l'on ne verra une autre maladie

que la syphilis, guérie par le traitement iodo-mercuriel, si l'on prend la précaution d'appeler *syphilis* tout ce qui est amélioré par ce traitement. L'on pose ainsi ce que l'on pourrait appeler un *diagnostic thérapeutique*, comprenant par définition *toute* la série morbide influençable par le traitement. Si la série se compose d'un seul terme pathologique, le mot *syphilis* est justifié ; mais si cette série comprend plusieurs termes, plusieurs entités morbides, *celles-ci ne pourront être isolées de la syphilis*, puisque de parti pris on les comprend sous le même vocable en posant le diagnostic thérapeutique. La question est justement de savoir si la série est formée de plusieurs termes ; le traitement ne peut la résoudre et on ne peut le supposer sans commettre une pétition de principe. Depuis longtemps, le dogme des spécificités médicamenteuses est relégué parmi les vieux mythes. L'on constate ainsi combien un raisonnement *utile* au point de vue *pratique*, en tant que *raisonnement d'action*, devient de valeur nulle au point de vue théorique en tant que *raisonnement spéculatif*.

Nous répondrons à ces esprits chagrins que la plupart de nos observations sont assez riches en faits pour leur donner, avec un luxe surabondant, la preuve que la syphilis est bien en cause.

Aussi bien nous n'avons que faire de l'argument thérapeutique pour poser le diagnostic : ce diagnostic a été précisé soit par l'examen clinique du malade, du conjoint, des ascendants, soit par des moyens de laboratoire ; le traitement est venu, comme moyen de contrôle, *vérifier* la diagnose primitive.

Dans tous les cas, l'on a observé le phénomène suivant :

Chez les syphilitiques atteints du syndrome de Raynaud, le traitement spécifique améliore l'état du malade au double point de vue de sa syphilis et de son syndrome.

L'argument thérapeutique vient donc nous fournir la maille qui nous manquait pour rattacher, par un lien de causalité, la syphilis au syndrome de Raynaud : puisqu'en traitant la syphilis du malade on guérit son syndrome de Raynaud ; *celui-ci est une manifestation de celle-là.*

Notons immédiatement qu'aucune des nombreuses affections invoquées dans l'étiologie du syndrome de Raynaud (sauf la syphilis) n'est sensible au traitement iodo-mercuriel.

Cela étant admis, le **syndrome de Raynaud devient l'équivalent d'une manifestation clinique de la syphilis** et, **a posteriori**, l'argument thérapeutique reprend toute sa valeur ; *il devient logique d'imputer à la syphilis tout syndrome de Raynaud rapidement amélioré par le traitement d'épreuve.*

Valeur des observations. — Cependant la critique n'a pas désarmé et la trentaine d'observations que nous avons citées a été vivement attaquée. Tous les griefs reprochés peuvent se ramener à un seul : **l'erreur de diagnostic :**

a) Sur la *syphilis;*

b) Sur le *syndrome de Raynaud.*

a) Il est vrai que la syphilis a été parfois un peu douteuse au sujet des observations rapportées par Morgan ; quant aux observations postérieures, le diagnostic de syphilis a été bien établi par la clinique, le laboratoire et le traitement. Nous reviendrons sur ce sujet :

1° En étudiant le diagnostic étiologique du syndrome de Raynaud ;

2° Au sujet de chaque observation qui peut paraître suspecte.

b) Pour Lenègre (thèse, 1911), la plupart des observations sont entachées d'erreur de diagnostic ; *il ne s'agirait pas du syndrome de Raynaud.*

Tous les documents antérieurs à Morgan seraient erronés et il en serait de même pour les observations de Lusgarten, Fox, Barthélemy, etc. Lenègre écrit :

« Nous voilà en présence d'une syphilis tertiaire. Nous connaissons ses tendances à provoquer des lésions vasculaires ; nous savons de plus que ces artérites peuvent déterminer des gangrènes, parfois à disposition symétrique. *Nous constatons précisément chez notre malade cet ensemble symptomatique : syphilis tertiaire, artérite et gangrène symétrique. Allons-nous en faire une maladie de Raynaud ? Evidemment non...* Nous ne devons pas faire le diagnostic de maladie de Raynaud : *c'est une gangrène symétrique par artérite infectieuse.* Pour qu'il en fût autrement, il faudrait, par définition même, qu'il n'y ait pas d'artérite primitive et que le *syndrome* apparaisse nettement lié au spasme vasculaire, ainsi que le veut Maurice Raynaud. »

Lenègre fait ainsi de la maladie de Raynaud une entité pathogénique dont rien ne démontre la réalité. Plus loin, l'auteur argumente en s'appuyant sur l'*unité clinique* de l'affection ; il exige la symétrie des lésions et, dit-il, « avant de poser le diagnostic, il est bon de vérifier la perméabilité et la consistance de l'artère nourricière ». Il tient pour indispensable l'*intégrité des artères*. En un mot, il en reste **invariablement** à la définition clinique donnée par Raynaud en 1862, sans tenir compte de l'élargissement subi par le syndrome au cours du temps.

Aujourd'hui, nous l'avons' déjà dit, le syndrome de Raynaud correspond à un type clinique beaucoup plus général qu'autrefois.

Cependant, si l'orthodoxie étroite de quelques cliniciens s'effarouche de cette élasticité, si quelques esprits tiennent à conserver à part un « type Raynaud » correspondant intégralement à l'ensemble symptomatique décrit par l'auteur, nous les renverrons à toute une série d'observations (obs. II, III, IV, V, VI, VIII), où ils retrouveront le syndrome intact, tel qu'il est né, dans toute la pureté de sa forme primitive.

Les observations sont multiples; elles constituent des faits positifs, très démonstratifs; elles montrent de façon certaine l'étiologie de la syphilis dans le syndrome de Raynaud; la critique ne peut avoir aucune prise sur elles.

Hérédo-syphilis et tertiarisme. — Puisque l'étiologie syphilitique du syndrome de Raynaud est bien démontrée, il est intéressant de rechercher à quelle période de la tréponémiase il apparaît. En collationnant toutes les observations que nous avons pu recueillir, nous trouvons que *le syndrome de Raynaud est presque toujours le fait de l'hérédo-syphilis ou du tertiarisme*. Morgan, sur 10 cas, note 5 fois l'hérédo-syphilis et 5 fois la syphilis tertiaire. Dans les observations que nous rapportons, nous rencontrons 10 fois la syphilis héréditaire; 11 fois la syphilis tertiaire. Si l'on envisage le « type Raynaud pur et intégral », on trouve 4 fois l'hérédo-syphilis; 4 fois la syphilis tertiaire. Dans un cas (obs. II), une nouvelle syphilis (à la période secondaire) est venue se greffer à l'hérédo-syphilis. Dans un autre cas (obs. V), nous trouvons en cause la période secondaire. Il semble d'après ces statistiques (bien pauvres, il est vrai), que *l'hérédo-syphilis est aussi souvent en cause que la syphilis tertiaire*.

Signalons que cette syphilis a toujours été **peu ou pas traitée**.

Sexe, âge, hérédité. — Les questions de *sexe* et d'*âge* ne semblent pas avoir l'importance qui leur avait été accordée par Raynaud. Cependant, si l'étiologie syphilitique est dominante, la courbe de fréquence par âge présentera deux maximas : l'un à la période d'acmé de la syphilis héréditaire (maximum infantile); l'autre au moment de la vie où les accidents tertiaires sont le plus nombreux. Les statistiques publiées sont malheureusement fort incomplètes. Sur la statistique de Morgan (93 cas), nous trouvons un

maximum entre o et 10 ans (24 cas). Sur la statistique de
Canimir (168 cas), nous constatons deux maxima bien
nets, l'un de o à 10 ans (3o cas), l'autre de 20 à 3o ans
(4o cas). Ce sont là les seuls documents que nous
avons pu recueillir. Ils sont insuffisants pour permettre
des conclusions rigoureuses. Remarquons toutefois
que l'artérite syphilitique des membres se rencontre
surtout de vingt à trente-cinq ans.

L'hérédité par transmission directe a été relevée
14 fois sur 180, d'après Monro. Peut-être y a-t-il une
question de terrain? Signalons à ce sujet que l'on
trouve souvent des ascendants atteints d'*engelures*
fréquentes et récidivantes. Richard, Hochenegg, Col-
mann, Moriz, de Bramann ont tenté de mettre en relief
l'influence de l'hérédité. Ce dernier rapporte le cas de
trois frères atteints du syndrome de Raynaud. Sur trois
frères et leur sœur atteints de fièvre typhoïde, Richard
observe chez deux d'entre eux de la gangrène symétrique, la sœur présente une teinte cyanotique ardoisée
des deux pieds avec refroidissement algide sans gangrène, l'aîné n'eut aucun phénomène de ce genre. Nous
avons cité plus haut, le cas de Markins où le frère et
la sœur, hérédo-syphilitiques, présentaient le syndrome de Raynaud. Il existe quelques autres faits
analogues. L'apparence d'affection familiale, revê-
tue parfois par le syndrome de Raynaud, cache-t-elle
une réalité d'hérédo-syphilis? Hypothèse...

Nous nous hâterons de terminer ce trop long exposé
étiologique. Lenègre prétendait que « la syphilis est une
cause prédisposante de bien faible efficacité ». Nous
croyons avoir montré le contraire et nous conclurons

avec Gaucher que *la syphilis apparaît comme le facteur étiologique dominant, dont le rôle, dans le déterminisme de l'asphyxie des extrémités, repose sur toute une série d'arguments d'une incontestable valeur.*

CHAPITRE III

PATHOGÉNIE

La clinique et la thérapeutique nous démontrent qu'il existe entre la syphilis et le syndrome de Raynaud un *rapport de causalité.* Pouvons-nous aller plus loin et *déterminer par quel* **mécanisme** *la syphilis cause le syndrome?* Nous tenterons de répondre à cette question. — Passons rapidement en revue les *hypothèses* émises pour expliquer le syndrome de Raynaud; elles ont donné naissance à trois théories : *a)* **théorie nerveuse;** *b)* **théorie vasculaire;** *c)* **théorie toxique.**

A. THÉORIE NERVEUSE

L'on a invoqué les névroses, les lésions du système nerveux central ; les névrites.

Raynaud, se basant sur la physiologie (Cl. Bernard, Marey) et sur la clinique (onglée, algidité), explique la gangrène spontanée par un **spasme**, sous la dépendance d'une hyperexcitabilité des **vaso-moteurs.**

Dans le cas suivant (Dr Souques, 1902), l'influence névropathique est bien nette :

« Un homme de vingt-sept ans, depuis une quinzaine

d'années présentait tous les jours, souvent plusieurs
fois par jour, des crises d'asphyxie locale des extrémités
localisées habituellement à la main gauche, quelquefois
aux deux mains. Provoquées par le contact de l'air ou
de l'eau froide, plus fréquentes en hiver qu'en été, les
crises vaso-motrices s'accompagnaient d'anesthésie et
de douleurs très vives. Pendant les paroxysmes qui
duraient une heure, la température locale s'abaissait de
5 degrés centigrades. Puis, la coloration violacée, la
douleur et l'hypothermie s'atténuaient parallèlement
et disparaissaient progressivement. L'auteur eut recours
à la suggestion indirecte, on fit prendre au malade une
pilule soi-disant fulminante, contenant en réalité du
bleu de méthylène ; on lui affirma avec conviction qu'il
serait guéri si ses urines devenaient bleues, parce que
la couleur bleue de la main serait passée dans les
urines. Les urines devinrent bleues et l'asphyxie
locale, ainsi que tous les symptômes concomitants,
disparurent rapidement. Quelques jours après, la guérison se maintenait chez ce sujet, qui, depuis trois mois,
présentait huit crises par jour. »

Cette observation est évidemment démonstrative.
D'autre part, Raynaud avait bien prouvé la réalité du
spasme vasculaire, il saisissait ce spasme sur le fait,
par l'observation des artères de la rétine. Le spasme
peut déterminer la syncope et l'asphyxie locales, mais
suffit-il à déterminer la gangrène ? Raynaud lui-même
soutient cette dernière opinion avec quelque timidité
et à titre de pure hypothèse.

Il existe une variété du syndrome de Raynaud où
l'on n'observe pendant des mois et des années que de la

syncope locale et de l'acro-asphyxie : le spasme vasculaire suffit pour déterminer ces faits. Il n'en est pas ainsi lorsque ces phénomènes vasculaires ne sont plus seuls en scène et que, dès le début, la gangrène apparaît. On a tenté d'expliquer spasme et gangrène par des altérations hypothétiques du système nerveux central ou périphérique.

Pitres et Vaillard soutiennent cette pathogénie nerveuse en s'appuyant sur : 1° la douleur et les phlyctènes; 2° la symétrie des lésions; 3° les troubles trophiques; 4° la chute des ongles.

1° Les phénomènes douloureux, d'ailleurs passagers, sont aussi bien expliqués par les autres théories. Il en est de même de l'apparition des phlyctènes qui, dans l'observation I, sont nettement consécutives à l'artérite;

2° La symétrie n'est pas plus démonstrative : les extrémités symétriques ont la même structure, la même disposition anatomique, la même distribution vasculo-nerveuse, les mêmes fonctions physiologiques, il y a identité des conditions de toutes sortes auxquelles sont soumises ces régions; il en résulte nécessairement *qu'il y a d'égales chances pour qu'un processus pathologique atteigne l'une et l'autre extrémité.*

3° Les troubles trophiques sont assez rares dans la maladie de Raynaud. Ils sont peu accentués et s'expliquent facilement par la seule diminution de l'apport nutritif;

4° La chute des ongles se rencontre assez rarement; par contre, c'est un symptôme banal que l'on trouve dans maintes affections (diabète, etc.), sans lésions nerveuses.

Iscovesco a vu trois cas d'asphyxie locale chez des *paralytiques généraux ;* Hochenczy, Komfeld, Pitres, Joffroy et Achard invoquent le *tabes.* Aujourd'hui, les rapports de la syphilis avec le tabes et la paralysie générale sont bien établis. *Pourquoi attribuer au tabes ou à la paralysie générale un syndrome que l'on sait être réalisé par la syphilis ? On n'a jamais précisé quelles seraient les lésions centrales* capables de causer la maladie de Raynaud.

Les lésions périphériques sont un peu moins hypothétiques : Pitres et Vaillard, Wiglenvorth, Joffroy et Achard, Rakhmanikoff, Confland, Dehio, ont trouvé à l'autopsie des lésions de névrite. Mais cette névrite est-elle primitive ou secondaire à une artérite? Dans le cas de Dehio, la névrite était nettement secondaire.

Enfin, on s'explique mal la *latence* d'une lésion nerveuse entre les crises.

B· THÉORIE VASCULAIRE

La théorie vasculaire, au contraire, concorde pleinement avec les faits.

A priori, l'on sait combien la syphilis aime les artères, et surtout les petites artères. Aujourd'hui, les artérites syphilitiques des membres commencent à être bien connues et ne sont plus considérées comme des cas exceptionnels.

A *posteriori,* la série d'observations que nous avons pu recueillir apporte *un nombre suffisant de faits positifs et démonstratifs.*

L'artérite est *nettement établie* dans les observa-

tions I, II, III, VI, VII, IX, X, XI, XII. Quelques
autres observations ne sont pas assez explicites, mais
la série de faits positifs est plus que suffisante pour
édifier une théorie pathogénique.

Quelques-uns de ces cas se rapportent au syndrome
pur, intégral, de 1862 (obs. II, III, VI), et nous pensons
que, si l'artérite est démontrée pour ces observations,
il est difficile de ne pas généraliser la théorie vasculaire en l'appliquant aux autres. *Nous assistons à toutes
les transitions* entre les cas où l'artère est cliniquement malade et ceux où elle semble saine.

Dans les observations I, VII, IX, X, XI, XII, l'artérite est appréciable d'emblée, et ne fait aucun doute.
L'observation VI, très intéressante, nous montre l'artérite suivant une marche ascendante ; dans une
première période, elle n'est pas cliniquement appréciable sur l'artère nourricière ; dans une seconde
période, cette artère s'oblitère.

Dans l'observation III, les collatérales des doigts
atteints ne battent pas.

Dans les observations IV, V, VIII, les artères
semblent *cliniquement* intactes. Notons, cependant,
l'existence de lésions aortiques dans le cas VI.
Les preuves de l'endartérite oblitérante dans le syndrome de Raynaud ont été, en outre, établies aux
autopsies rapportées par Dehio, par Baraban et Etienne
(1889), par Friedlander, par Barlowe, par Goldsch-
midt, par Arnozan (1889), Gould (1891), Dutil et
Lemy (1893), Neydenrich, Elsemberg (endopériarté-
rite syphylitique ; *in* thèse de Defrance).

Defrance soutient dans sa thèse la théorie vasculaire.

Courchet la défend également : « Il est incontestable, écrit-il, que l'altération des vaisseaux précède toutes les manifestations et est à l'origine de tous les accidents. »

Pour Gaucher, l'artérite est primitive : « Faut-il invoquer, dit-il, des troubles nerveux dus à une névrite périphérique ou des troubles spasmodiques vaso-constricteurs déterminés par des lésions nerveuses syphilitiques des centres et des filets vaso-moteurs avec lésions possibles secondaires d'endarté-rite : l'endartérite résulterait de la striction prolongée des vaisseaux. S'agit-il, au contraire, d'une endartérite primitive d'origine syphilitique restant latente, puis déterminant des réactions nerveuses vaso-constrictives, de même qu'une ulcération pylorique provoque le spasme du pylore, grâce à un terrain nerveux spécial? Cette dernière hypothèse nous semble plus probable ; en effet, on connaît la prédilection du virus syphili-tique pour les artères. On a publié des observations de maladie de Raynaud persistante où existaient des lésions et altérations artérielles manifestes (Raymond et Gougerot). Au contraire, on ne saurait pas où siègent les lésions nerveuses primitives incriminées. »

M. le professeur Nicolas écrit à propos de l'obser-vation I : « Le mécanisme de l'affection apparaît très nettement, et on peut, pour ainsi dire, le prendre sur le fait ; l'endartérite enrayée, puis la perméabilité vas-culaire, se rétablissant en partie ; tout est rentré dans l'ordre. »

L'auteur rappelle les cas de Bouveret, la thèse de Bourrelly, où des altérations vasculaires ont été rap-portées. Bret et Chalier ont trouvé de l'endartérite des petits vaisseaux et une lésion cardiaque, Goldsmith, Recklinghausen, Osler, Pearce, Gould, Hadden, Walshem, Spencer, Jacoby, constatent également l'endartérite. L'aplasie artérielle a été parfois notée.

Dans plusieurs des observations que nous rapportons (obs. I, IX, etc.), l'on peut invoquer le même mécanisme que dans la *claudication intermittente :* lorsque le membre travaille ou lorsqu'il est soumis à l'action du froid, le sang n'afflue plus en assez grande quantité, les symptômes de douleur, cyanose, anesthésie, impotence fonctionnelle, apparaissent. Nous n'insisterons pas sur ce phénomène bien connu ; il peut, comme le syndrome de Raynaud, aboutir à la gangrène, et par le même mécanisme : dans le syndrome de Raynaud, il semble qu'on soit le plus souvent en présence d'une artérite ascendante des petites artères; dans la claudication intermittente, il s'agit d'une grosse artère nourricière qui s'oblitère. Toutes les transitions peuvent s'observer entre ces deux termes, et l'artérite des grosses artères peut également donner naissance au syndrome de Raynaud avec gangrène parcellaire (obs. I). On sait aujourd'hui, contrairement à l'opinion de Despaignet, que l'artérite des grosses artères ne donne pas toujours naissance à une gangrène étendue et massive.

C. THÉORIE TOXIQUE ET INFECTIEUSE

Le syndrome de Raynaud peut être d'origine purement toxique. L'ergot de seigle est le type de cette gangrène qu'il réalise grâce à ses deux toxines : l'ergotine (vaso-constrictive) et la sphacélo-toxine (qui produit la gangrène).

Il est également évident que toutes les artérites, cause immédiate du syndrome, ont une origine toxique ou infectieuse. La théorie toxi-infectieuse complète ainsi la théorie vasculaire.

Pour être complet, disons que Lenègre a esquissé dans sa thèse une théorie endocrinique de l'affection. Malheureusement, cette théorie, simple vue de l'esprit, n'est actuellement étayée sur aucun fait. Nous avons vu qu'il n'en est pas ainsi de la théorie vasculaire. Il est possible que le syndrome de Raynaud soit réalisé par différents mécanismes : seule l'étiologie syphilitique nous intéresse, les autres sont hors de notre sujet. Or, *quand le syndrome de Raynaud est d'origine syphilitique, il est démontré qu'il peut avoir pour cause immédiate l'artérite spécifique.*

Serait-il imprudent d'induire, en raisonnant par analogie, que, d'une façon générale, la syphilis cause le syndrome de Raynaud par l'intermédiaire de l'artérite? Nous ne connaissons actuellement aucun fait infirmant cette assertion.

CHAPITRE IV

ETUDE CLINIQUE

L'étude clinique du syndrome de Raynaud offre pour nous assez peu d'intérêt : en effet, aucun caractère dans l'allure symptomatique du syndrome ne peut faire présager l'origine syphilitique.

Aussi, rappelons-nous très brièvement la *symptomatologie* bien connue de l'affection pour justifier les *formes cliniques* atypiques que nous rapportons dans nos observations. L'*évolution* générale, le *pronostic*, sont également un peu en dehors de notre sujet. Par contre, nous insisterons sur le *diagnostic étiologique*.

I. — SYMPTOMATOLOGIE

Raynaud décrit magistralement, avec une grande concision, les caractères du syndrome typique et complet :

« Dans les cas légers, les extrémités deviennent le siège d'un refroidissement, accompagné de cyanose et de lividité, avec des sensations plus ou moins douloureuses. Dans les cas graves, le refroidissement occupe une étendue considérable, remonte jusqu'à plusieurs centimètres au-dessus de la racine des doigts ou des orteils; en même temps, le nez, les oreilles peuvent devenir le siège de phénomènes analogues. Enfin, si cet état se prolonge un certain temps, on voit apparaître des points gangréneux aux extrémités; la gangrène est constamment sèche et peut occuper depuis des lambeaux superficiels du derme, de la largeur d'une tête d'épingle, jusqu'à une phalangette, très rarement davantage.

« Ce qui donne à la maladie son cachet tout spécial, c'est la remarquable symétrie qu'affectent les lésions. »

Cette description correspond aux observations II, III, IV, V, VI, VIII, XI, XII, XIII, XV, XVI.

II. — ÉVOLUTION

L'on sait que, d'une façon un peu schématique, on a distingué trois périodes dans l'évolution de la gangrène des extrémités : 1° syncope locale; 2° asphyxie locale; 3° gangrène.

1° **Syncope locale.** — Caractérisée par le refroidissement brusque des doigts, qui deviennent exsangues et sont le siège de fourmillements et de douleurs, elle peut parfois manquer (observation I). Le plus souvent intermittente, la syncope locale peut exceptionnellement persister des jours (observation III);

2° **Asphyxie locale.** — A la syncope, fait suite l'asphyxie; les mêmes territoires deviennent livides, cyanosés; les douleurs et les fourmillements augmentent, comparables aux phénomènes de l'onglée. Dans les cas simples, à la période d'asphyxie, succède la période de réaction avec rougeur.

Dans les cas graves, l'asphyxie locale est *permanente*. Les extrémités prennent une teinte de plus en plus foncée, allant jusqu'au noir.

Le plus souvent, le froid augmente ces phénomènes; parfois on note l'action de la chaleur (obs. X) et du mouvement;

3° **Gangrène.** — La partie la plus foncée du tégument subit la nécrose. La séparation entre le mort et le vif s'établit par un sillon de démarcation, et se poursuit lentement pendant plusieurs mois.

III. — FORMES CLINIQUES

Le syndrome de Raynaud n'a pas toujours une allure aussi typique; il existe des formes atténuées, compliquées, aggravées, admises par tous les classiques.

a) **Formes atténuées.** — Les formes atténuées ont été étudiées par Monez et Dominguez. Cet auteur a trouvé toutes les transitions entre les engelures et le syndrome de Raynaud. Ce dernier peut être réduit à quelques phénomènes de syncope ou d'asphyxie locales qui n'évoluent pas;

b) **Forme compliquée.** — La forme compliquée

de sclérodermie a été bien étudiée par Favier, puis par
Moutrier;

c) **Formes aggravées.** — Brengues rapporte des
observations où l'on voit le syndrome de Raynaud
évoluer vers la *gangrène massive* d'un membre.

En dehors de ces formes bien individualisées, il
existe toute une série de faits où un symptôme s'exagère ou fait défaut.

Le syndrome de Raynaud n'est pas toujours symétrique comme le voulait son auteur. Il existe des
formes asymétriques ou **unilatérales** (Brengues,
Defrance). Dans certains cas, les phénomènes vaso-
moteurs ne sont plus dominants, et la gangrène éclate
presque d'emblée.

Parfois les *douleurs* sont très vives; dans d'autres
cas, elles sont presque absentes (Defrance, Brengues).
Certaines formes sont intermittentes, paroxystiques,
se rapprochant de la *claudication intermittente* (Courchet), et nous rapportons quelques observations de
claudication intermittente où l'on note quelques phénomènes de Raynaud — bien que ce syndrome ne
domine pas la scène clinique, et passe au second plan. —
D'autres formes sont *continues* (Raynaud, Kumphrey).
A côté des cas *aigus*, on peut distinguer des cas *chroniques* (Raynaud).

Le pouls, toujours perceptible pour Raynaud, peut,
au cours de l'évolution, devenir imperceptible (obs. VI).
D'autres fois, le pouls est imperceptible d'emblée
(obs. XI), alors que *tous les autres signes du syndrome
de Raynaud sont présents.*

IV. — DIAGNOSTIC

Nous n'insisterons pas sur le **diagnostic sympto-matique.**

Rappelons que le clinicien doit apporter une atten-tion minutieuse à l'étude de tous les *symptômes associés* au syndrome. Il procédera à l'*examen complet* du malade et scrutera particulièrement l'appareil cardio-vasculaire et ses fonctions. L'*étude des tensions arté-rielles*, qui n'a jamais été appliquée de façon métho-dique (au niveau des artères des membres et des artérioles collatérales) fournirait peut-être de précieux renseignements.

Le **diagnostic différentiel** offre peu de difficulté.

Il est puéril de vouloir distinguer la « *syncope locale* » du « *doigt mort* », c'est là le même symptôme. L'important est de poser le diagnostic étiologique et de déterminer si le signe clinique observé n'est pas la manifestation d'une néphrite.

On ne peut non plus différencier, au point de vue symptomatique, l' « *onglée* » de l' « *asphyxie locale* ». Là encore, le diagnostic étiologique seul est utile.

La *cyanose* est une lésion *permanente, généralisée*, s'accompagnant de *déformations des phalanges* et de malformations *cardio-vasculaires*.

Les *engelures* peuvent réaliser en partie le syndrome de Raynaud (Dominguez). Leur siège, les manifesta-tions prurigineuses aideront au diagnostic. Au reste, on confond sous le nom d'engelures toute une série d'états morbides qui ne reconnaissent pas le froid pour uniqué étiologie.

L'*érythromélalgie* s'accompagne d'une élévation de température et de battements artériels exagérés (Lannois).

La *maladie de Morvan*, ou panaris analgésique, se reconnaît grâce à l'analgésie.

La *lèpre* (Potain) a parfois réalisé le syndrome de Raynaud associé à la sclérodermie.

L'*ergot de seigle* détermine également le syndrome de Raynaud complet et les commémoratifs seuls permettent le diagnostic.

Diagnostic étiologique. — Le diagnostic différentiel du syndrome de Raynaud perd de sa valeur, puisqu'il s'agit là d'un syndrome et non d'une entité morbide, et, constamment, en étudiant ce diagnostic différentiel, nous avons dû nous aider de la *notion étiologique*.

Le praticien qui, ayant examiné un malade, le déclare atteint de maladie de Raynaud, sans plus, n'a rien fait : il a été dupe des mots. Il a rapproché un ensemble symptomatique d'autres, qui semblent se manifester de façon analogue ; il a remplacé par un vocable un groupe de symptômes, et c'est tout. L'esprit ne peut être satisfait pour avoir simplement *étiqueté* cette affection. L'on n'a pas rattaché l'*inconnu* au *connu*, l'on a simplifié le langage par une expression qui a son intérêt *pratique*, mais qui cache notre ignorance sur la nature du processus pathologique, et nous dispense d'y réfléchir. Il faut constamment se souvenir que *la maladie de Raynaud n'existe pas en tant qu'entité*

morbide vraie : nous sommes en présence d'un *épiphé-
nomène ;* nous avons fait un diagnostic clinique ; il
importe de poser un *diagnostic étiologique* qui nous
permettra de traiter rationnellement le malade. Sous
le masque symptomatique, il faut dépister la cause.
Nous avons démontré que cette cause était souvent la
tréponémiase, que *le syndrome de Raynaud était fréquemment une manifestation de la syphilis.*

M. le professeur Gaucher dit avec juste raison :
« Quand un symptôme, une manifestation morbide a
été déclarée syphilitique, parce qu'on l'a vue coïncider
avec d'autres accidents syphilitiques, il faut savoir lui
attribuer la même origine *quand on le rencontre iso-
lément.* » Il en résulte que **le praticien, en présence
du syndrome de Raynaud, doit toujours penser à
la syphilis, même quand il n'y a pas de symptômes associés de spécificité.** Cette syphilis, on
cherchera à la dévoiler par tous les moyens :

1º Par l'*interrogatoire du malade.*

2º Par l'*examen clinique,* on recherchera tous les
stigmates de la *syphilis héréditaire,* depuis la triade
d'Hutchinson jusqu'à l'écartement des incisives signalé
par Gaucher. Une attention en éveil découvrira des
cicatrices ou des lésions en évolution démonstratives.
Parfois la syphilis ne se trahit que chez les ascendants,
chez le conjoint (obs. I), chez les frères aînés (syphilis
héréditaire).

3º La *réaction de Wassermann* sera d'un grand
secours, bien qu'elle ne paraisse pas infaillible (obs. I)
et qu'on la rencontre dans la lèpre et quelques autres
affections.

4° **Dans tous les cas,** même si cet interrogatoire et ces examens ont été négatifs, nous croyons qu'il faut instituer le traitement d'épreuve : il lèvera tous les doutes.

Ce traitement (M. le professeur Nicolas insiste beaucoup sur ce point) sera particulièrement *intensif* et *prolongé.*

L'on traitera énergiquement le malade par les injections solubles ou insolubles et l'iodure à hautes doses (4 à 6 et 8 grammes par jour). Ces doses seront évidemment limitées par la tolérance du sujet.

En résumé :

Etant admis que le syndrome de Raynaud n'est souvent qu'une manifestation clinique de la syphilis, le traitement d'épreuve tranche le diagnostic.

On peut donc formuler cette règle pratique : **en présence du syndrome de Raynaud, on doit toujours tenter un traitement d'épreuve intensif et prolongé.**

V. — PRONOSTIC

Nous résumerons d'une ligne le pronostic du syndrome de Raynaud chez les syphilitiques : *il est le même que le pronostic de l'artérite spécifique des extrémités ;* bénin, avec le traitement.

Les phénomènes vaso-moteurs cèdent rapidement à la thérapeutique, mais la gangrène laisse parfois des pertes irréparables.

CHAPITRE V

TRAITEMENT

Nous nous étendrons très peu sur la thérapeutique. Elle s'identifie avec le traitement de la syphilis héréditaire ou tertiaire.

Le traitement de choix paraît être le traitement **mixte** : il a toujours produit des améliorations et on lui doit d'assez nombreuses guérisons complètes. Ce traitement sera administré selon les règles habituelles (*Traitement des maladies vénériennes*, Nicolas).

Le néosalvarsan n'a pas encore été essayé contre le syndrome de Raynaud.

Le malade suivra l'**hygiène** du syphilitique ; de plus, il vivra à l'abri du froid et des intempéries, si possible dans un climat chaud et sec.

Comme **traitement local**, M. le professeur Gaucher a préconisé les bains hydrofaradiques, qui sont efficaces contre la douleur. Les douches d'air chaud ont donné quelques bons résultats.

Des compresses imbibées de solutions analgésiantes (chloroforme, salicylate de méthyle) peuvent également être employées avec des enveloppements ouatés

contre la douleur et les écarts de température exté-
rieure.

Des pansements antiseptiques seront appliqués sur
les parties sphacélées. Parfois le chirurgien inter-
viendra pour libérer une portion morte. Mais on
n'opérerait plus aujourd'hui avec autant de prodigalité
que les contemporains de Raynaud (ob. XV); la chirurgie sera, avant tout, *conservatrice*.

OBSERVATIONS

Observation I

(Due au professeur Nicolas).

Mme M..., quarante ans, vient à la consultation le 22 janvier 1914 pour des douleurs et des lésions des trois premiers doigts de la main gauche.

Rien à signaler dans les antécédents. Pas de signe de spécificité ; le mari interrogé nie toute affection vénérienne ; cependant il présente sur les mains des *lésions hyperké-ratosiques, non suintantes, fissuraires, plus ou moins polycycliques* qui attirent l'attention du côté de la syphilis ; on pratique la *réaction de Wassermann* (Dr Gaté) qui est *positive*. Sur la femme elle-même, nous ne trouvons aucun signe de syphilis.

En septembre 1914, la malade se fit une piqûre à l'extrémité du médius gauche ; à la suite survint une *petite ulcération* sans tendance à la guérison ; elle se recouvrait d'une petite croûte, qui tombait pour se reformer ensuite, et laissait écouler de temps en temps une gouttelette de liquide purulent. A ce niveau la malade ressentait des douleurs vives, des sensations de brûlure ou de fourmillement.

Quelque temps après, nouvelle ulcération à l'extrémité de l'index gauche, à la suite d'un coup, dit la malade. Les mêmes phénomènes : *ulcération, croûte, douleurs*, se produisent à ce niveau. Enfin, il y a quelques jours, la malade s'enfonce un corps étranger sous l'ongle du pouce, et elle se met à souffrir à ce niveau.

Enfin, la malade dit que depuis trois mois environ elle ressent du côté du bras gauche quelques phénomènes particuliers; *ce membre est plus faible, se fatigue facilement;* depuis un an, elle a remarqué que *sa main gauche était plus froide,* sans qu'elle ait remarqué de changement de coloration de la peau. Enfin, les doigts atteints la font actuellement souffrir assez fortement, car c'est pour ces douleurs qu'elle vient à la consultation. Elle souffre surtout à la chaleur : le lit lui est pénible et elle doit tenir la main hors des couvertures. Elle insiste peu sur l'action du froid.

A l'examen, on constate que *les trois premiers doigts de la main gauche ont une extrémité épaissie; la peau est de coloration rouge, un peu violacée;* enfin, on peut constater des petites *cicatrices* rétractées aux extrémités; les ulcérations ont à peu près complètement disparu à l'heure actuelle. Mais les *douleurs* persistent toujours. La coloration des doigts est toujours à peu près la même, parfois plus ou moins rouge, mais elle n'observe jamais des périodes où ils deviennent blancs.

La main gauche et les doigts sont nettement plus *froids* que du côté droit. *On ne sent pas les battements de la radiale, pas plus que ceux de la cubitale et de l'humérale.* Les battements axillaires sont plus faibles à gauche qu'à droite; les battements de la sous-clavière et de la carotide sont très bien perçus.

L'examen somatique est négatif. Les bruits du cœur sont normaux; à la base, léger éclat du deuxième bruit.

Les poumons et le tube digestif ne présentent rien d'anormal.

Urines. Ni sucre ni albumine.

Réaction de Wassermann (A. Gaté), *négative.*

24 janvier. — La malade est mise au traitement mercuriel et ioduré (mélange mixte. Biiodure de mercure 0,02; iodure de potassium, 2 grammes par jour).

30 mars. — La malade a pris du mélange mixte pendant un mois ; elle revient en se disant *très améliorée;*

elle ne souffre plus et localement il n'y a plus ni acrocya-
nose, ni refroidissement de la main gauche. Les ulcérations
ne se sont pas reproduites. Toutefois on ne perçoit pas le
pouls radial, ni le pouls cubital.

4 mai. — *La malade ne se ressent plus de rien.* L'aspect
de la main gauche et des doigts est normal. Cependant on
ne sent toujours pas le pouls radial; le pouls cubital est
nettement senti, bien qu'un peu faible. On constate encore
les petites cicatrices du bout des doigts, mais ceux-ci sont
de coloration et de température normales.

OBSERVATION II

Syndrome de Raynaud d'origine syphilitique.

Par MM. Gaucher, Octave Claude et Croissant.

Cas de Brocq.

Ce malade (fiche 20916 de la clinique) présenta, il y a
deux mois et demi, un *chancre* syphilitique du sillon balano-
préputial. La *roséole* secondaire survint un mois et demi
après. Il n'a eu ni plaques muqueuses, ni céphalée.

Il entre à l'hôpital le 19 mai 1911 pour *fourmillement
des doigts*, dit-il, qui lui rendent son travail impossible. *Pas
de traitement mercuriel jusqu'alors;* un pharmacien, con-
sulté, ne lui a donné qu'un traitement local pour le chancre.

Les troubles qu'il présente aux doigts ont *apparu avant
la roséole, un mois après le chancre.* Il s'agit de troubles
circulatoires. A ce moment, *l'index, le médius et l'annulaire
des deux mains s'engourdirent, devinrent maladroits, dou
loureux et la perception tactile disparut. En même temps
leur extrémité (phalangette) prit une teinte rouge d'abord,
puis violacée, enfin noirâtre.*

Cette acroasphyxie s'exagère quand le malade trempe ses
doigts dans l'eau *froide.*

Avec le repos et des frictions à l'alcool camphré, le malade vit ces troubles diminuer; à l'entrée à l'hôpital, ils étaient localisés à l'index de la main droite et à l'index et au médius de la main gauche dont l'extrémité était froide, douloureuse et de couleur rouge violacé. Cet état était stationnaire depuis quelque temps.

A l'entrée à l'hôpital, et depuis lors, le cœur et l'aorte ont paru normaux. Les pouls radiaux ont toujours été égaux et bien frappés. Rien aux poumons. Urines normales.

Le malade a eu de la fièvre typhoïde à quatorze ans, il y a onze ans. A dix-sept ans, une phlébite de la jambe à la suite d'un furoncle. Il a toujours été nerveux et a pissé au lit jusqu'à quinze ans. Pas de crises d'épilepsie.

Les parents sont bien portants. Trois sœurs et un frère en bonne santé. Quatre frères morts en bas âge.

Ce malade nous a paru intéressant avec ces manifestations morbides digitales se rapprochant de la maladie de Raynaud. Or, il s'agit d'un tout jeune homme, ce qui est assez rare.

D'autre part, et surtout, la syphilis nous paraît devoir être, sans doute, incriminée. Il y a bien quelques antécédents nerveux, mais ils sont insuffisants, semble-t-il, à expliquer tout le mal. Il semble que celui-ci résulte d'une *artérite localisée* qui serait, dans le cas présent, un *accident secondaire* très précoce, puisque les troubles circulatoires ont précédé la roséole et sont apparus un mois seulement après le chancre.

L'action du traitement mercuriel (sept piqûres de benzoate de mercure au 31 mai 1911) paraît déjà, d'ailleurs, avoir eu une action favorable et confirmer le diagnostic. Il semble donc qu'il s'agisse là d'un cas nouveau de maladie de Raynaud d'origine syphilitique, ce qui est un fait, sinon exceptionnel, du moins assez rare.

Ajoutons que, le 23 juin, le malade a complètement guéri.

M. R. Brocq. — Il y a quelques mois, j'ai été appelé en ville avec mon ami, M. le Dr Babinski, à donner mes soins à un jeune homme d'une trentaine d'années atteint depuis fort longtemps de *maladie de Raynaud* et qui en avait déjà subi de fort cruelles atteintes les années précédentes. Cette année, la crise était tout particulièrement intense, le gros orteil droit était entièrement sphacélé et *la gangrène* semblait gagner rapidement les autres orteils et le pied. Les douleurs étaient atroces. Leur caractère à crises vespérales et nocturnes m'inspira quelques doutes au point de vue de l'existence possible d'un élément syphilitique et malgré l'insuccès de nos premières recherches dans ce sens, nous instituâmes un traitement mixte par les frictions hydrargyriques et l'iodure de potassium. Le résultat fut rapidement favorable : les douleurs diminuèrent, puis disparurent en quelques jours et la gangrène s'arrêta. Sur ces entrefaites le père du malade vint à Paris et il nous confessa qu'il avait eu la syphilis avant la naissance du malade.

Ce fait nous paraît donc absolument probant. Il démontre que, dans certains cas, la syphilis héréditaire peut provoquer l'apparition du processus morbide dit maladie de Raynaud.

Observation III

Maladie de Maurice Raynaud avec Wassermann positif.

Séance du 6 février 1913, *Soc. de Dermat. et de Syphil.*, p. 77, par MM. Gaucher, Gougerot et Meaux-Saint-Marc.

Cas de Gaucher et Joltrain. Cas de Gilbert.

M. Q..., vingt et un ans, garçon d'écurie, entre dans le service de M. le professeur Gaucher, le 29 janvier 1913 pour l'asphyxie locale des extrémités digitales, accompagnée de crises douloureuses intenses.

Aux environs du 1ᵉʳ janvier, il sent ses mains et plus particulièrement ses doigts, s'*engourdir;* il ressent quelques *fourmillements,* cependant, il n'éprouve ni douleurs, ni insomnies ; il continue son travail, se bornant à se frictionner les mains pour les réchauffer et à porter de gros gants.

Le 8 janvier, à 1 heure et demie du matin, brusquement ses doigts deviennent *pâles, exsangues, blancs, froids (syncope locale).* A ce moment, il ressent, au niveau de ces extrémités, des *douleurs* sourdes, une sensation pénible d'engourdissement continu, provoquant des insomnies, mais il n'a pas de crises paroxystiques. Il faut noter ici un fait très important, c'est qu'ici la « syncope locale », le *doigt mort, ont persisté de façon continue,* sans rémission, alors qu'habituellement la syncope se produit par accès de temps variable, dure rarement plus de dix jours.

Brusquement encore, douze jours après le début de la phase de syncope locale, les doigts sont devenus *cyanosés,* un peu *tuméfiés,* comme œdémateux, violacés (asphyxie locale). A ce moment, le malade éprouve de très violentes *douleurs* (sensation d'aiguilles enfoncées dans la peau) *paroxystiques,* mais alors que, dans les cas habituels de la maladie de Raynaud, les crises douloureuses de la période d'asphyxie locale sont suivies de période de réaction avec restitution *ad integrum,* chez notre malade, les accalmies ne furent jamais complètes, les douleurs persistèrent. Ce fait marque donc une tendance à la gravité, caractérisée par l'état permanent de l'asphyxie avec douleurs et évolution vers la gangrène.

Au moment des crises qui sont très douloureuses, le malade est obligé de prendre de l'exercice, de se mouvoir, le repos exacerbant les douleurs. Ces paroxysmes durent de deux à trois heures et se renouvellent deux, trois fois par jour, quelquefois plus.

A l'examen, on note une prédominance des accidents à la main gauche. Les dernières phalanges des doigts des deux côtés, excepté le pouce à gauche, le pouce et le médius à droite, sont blanches, frappées de syncope, *extrêmement douloureuses à la pression :* le moindre attouchement ou frôlement fait vivement retirer la main du malade. Elles sont le siège de douleurs spontanées au moment des crises. Les douleurs sont tellement vives qu'elles empêchent tout sommeil. Le reste de la main est violacé.

On note un *abaissement marqué de la température locale* des parties malades. Ces parties sont *privées de mouvements, de sensibilité tactile.*

Les phalanges sont recroquevillées en demi-flexion et tuméfiées.

On ne sent les battements des collatérales des doigts qu'aux doigts qui ne sont pas atteints. Le pouls radial paraît égal des deux côtés et ne paraît pas hypertendu. La tension est d'ailleurs normale au sphygmomanomètre de Potain. Le cœur et l'aorte sont normaux.

Aux pieds, on observe un peu de cyanose due à un trouble léger de la circulation, il n'y a aucune cyanose du nez ni des lobules des oreilles.

L'examen oculaire négatif. L'examen complet des viscères négatif.

Aucun stigmate dentaire hérédo-syphilitique, à peine la voûte palatine est-elle un peu profonde. Et cependant la séro-réaction de Wassermann, pratiquée avec l'antigène de Desmoulières, a *été positive totale.*

Traitement. — Depuis son entrée à l'hôpital a eu une fois par jour des séances de courants continus selon la technique recommandée par Narlow, c'est-à-dire avec le pôle positif sur le cou et le pôle négatif relié à un bain chaud dans lequel le malade tient sa main immergée. Ces séances durent de dix minutes à un quart d'heure et comportent une intensité de 5 milliampères.

De plus, une fois par jour, le malade reçoit sur ses extrémités digitales une douche d'air chaud à la dose hyperhémique, c'est-à-dire à 6o degrés.

Sous l'influence de ces traitements locaux, les douleurs ont diminué, la cyanose paraît avoir rétrocédé et s'être limitée à de petits points blancs, de sorte que l'on peut prévoir une guérison prochaine.

Enfin, en raison du Wassermann positif, on a administré le traitement suivant : piqûre de benzoate de soude et iodure de potassium.

Au point de vue *étiologique*, en effet, cette observation soulève l'hypothèse d'une étiologie syphilitique de l'affection. Cette hypothèse a été déjà soulevée à propos d'autres observations (Gaucher, Brocq, Gilbert). Dans sa thèse, *Lenègre* relatait un cas nouveau de maladie de Raynaud, survenu six mois après un chancre syphilitique, observé par le Dr Druelle. L'un de nous a publié un cas dans lequel la maladie de Raynaud est apparue un mois après le chancre, avant la roséole : ce malade était un *hérédo-syphilitique;* le traitement mercuriel a considérablement amélioré l'affection.

M. Brocq cite, à propos de la publication précédente, un cas semblable observé chez un hérédo-syphilitique.

M. Gaucher et Joltrain relatent encore un cas nouveau chez un hérédo-syphilitique n'ayant aucun antécédent de syphilis acquise. Enfin le professeur *Gilbert* a vu une maladie de Raynaud compliquée de sclérodermine apparue chez une femme atteinte de syphilis acquise très ancienne. Pour expliquer que cette notion d'étiologie syphilitique paraisse si exceptionnelle, il faut remarquer qu'il s'agit de syphilis latente acquise ou héréditaire, comme dans notre cas, impossible de dépister par l'examen clinique, et révélée seulement par la réaction de Wassermann, faite systématiquement. Il s'agit toujours, soit d'hérédo-syphilis, soit de syphilis acquise lointaine et de virulence très ancienne.

Dans le cas de MM. Claude, Gaucher et Croissant, où la maladie de Raynaud est apparue un mois après le chancre, c'est sans doute l'hérédo-syphilis, réveillée par la syphilis récente surajoutée, qui est cause des accidents. L'étiologie syphilitique de ce syndrome ne s'impose pas ; elle demande à être recherchée minutieusement.

Observation IV

Gaucher, Giroux et Meynet *(Annales des Maladies vénériennes,* 1913).

Cas de maladie de Raynaud d'origine syphilitique avec aortite et réaction de Wassermann positive.

M. X. (fiche n° 31187 de la clinique). — Cinquante-trois ans, vient consulter le 20 octobre 1913 à la polyclinique des maladies cutanées et syphilitiques de l'hôpital Saint-Louis pour des phénomènes douloureux des mains dont le début remonte à une trentaine d'années environ. Quand on interroge la malade, on apprend que, pendant une vingtaine d'années, elle eut à souffrir d'accès de *spasme et d'asphyxie des extrémités* et que, depuis dix ans, se sont surajoutés à ces phénomène du début des accidents de *gangrène* des dernières phalanges.

Les accès survenaient toujours dans les mêmes conditions, parfois à la suite d'une *émotion* vive, mais surtout à la suite de *refroidissement.* Pendant la saison chaude, les accidents disparaissaient complètement, pour survenir de nouveau aux approches de l'hiver ou quand la malade mettait ses mains dans l'eau *froide.* Au début, les accès, moins persistants, se caractérisaient par un spasme subit des extrémités atteintes ; les doigts prenaient une teinte blanc mat ou un peu jaunâtre; simultanément, ils étaient refroidis et engourdis. En même temps, les parties malades étaient le siège de sensations douloureuses, comparables à celles qui accompagnent le phénomène de l'*onglée*. Pour enrayer l'accès, la malade réchauffait les régions atteintes par des applications d'eau tiède et, à la suite de cette manœuvre, le spasme cessait; à la pâleur du début, succédait une légère cyanose, accompagnée d'élancements douloureux, parfois très pénibles, puis tout rentrait dans l'ordre jusqu'à l'accès suivant, dont l'apparition était toujours précédée des mêmes circonstances provocatrices.

Les accès étaient toujours *bilatéraux*, mais sans intéresser chaque fois les mêmes doigts. Leur durée était variable et, s'ils surprenaient la malade en dehors de chez elle, sans qu'elle puisse réchauffer les parties atteintes, ils persistaient jusqu'à son retour.

Les accidents ont évolué de cette façon pendant vingt ans environ, avec des périodes de rémission d'une durée variable. En réalité, il semble que, pendant longtemps, la malade n'eut pas à souffrir pendant la saison chaude et que, pendant l'hiver, la fréquence des accès ait été en rapport direct avec l'exposition au froid.

Depuis dix ans environ, sont apparues des plaques de *gangrène* des extrémités. Ces accidents, qui caractérisent le troisième stade de la maladie de Raynaud, auraient débuté au médius de la main droite, à la dernière phalange. La malade resta pendant trois mois avec une lésion qui ressemblait, dit-elle, à un *mal blanc*. Elle se décida alors à consulter dans le service de neurologie où l'on pratiqua une incision qui ne fut suivie d'aucune amélioration. Quinze jours plus tard, préoccupée par la longue persistance de cet accident, elle se présenta dans un hôpital ou l'amputation fut pratiquée par un chirurgien.

Ultérieurement, des points de sphacèle sont apparus sur tous les doigts, toujours localisés à l'extrémité de la dernière phalange.

La malade a toujours les pieds froids, mais, à aucun moment, elle n'a présenté de phénomènes douloureux des orteils avec spasme ou cyanose. D'autre part, des accidents de cette nature n'ont jamais existé au lobule du nez ou au pavillon des oreilles.

Actuellement, la malade présente une cyanose très accusée des deux mains et surtout des doigts, avec refroidissement très marqué des téguments. Sur la face dorsale de la dernière phalange du petit doigt et de l'annulaire de la main droite, existent des cicatrices ; sur la face radiale de la dernière phalange de l'index, du même côté, on note une petite ulcération lenticulaire, dont le début remonte à dix-huit mois environ ; sur la main gauche, existe, à l'extrémité de la dernière phalange de l'index, une cicatrice déprimée recouverte d'une croûte centrale très adhérente. Les doigts des deux mains sont très sensibles, mais surtout le petit doigt de la main gauche, dont l'exploration est particulièrement douloureuse.

La malade accuse des troubles marqués de la sensibilité subjective, caractérisés par des *picotements*, des *fourmillements*, des *élancements douloureux*. La *sensibilité objective paraît peu modifiée*, la sensibilité au toucher et à la chaleur est conservée ; par contre, la sensation de froid paraît disparue, mais ce fait trouve son explication dans le refroidissement considérable des téguments. On note également des *troubles trophiques* très accusés : les ongles sont striés longitudinalement ; la peau des doigts manque de souplesse, elle est adhérente aux plans sous-jacents et il est impossible de la plisser.

Les articulations des dernières phalanges sont, sur quelques doigts, fléchies et ankylosées. De l'ensemble de ces troubles, résulte une importance fonctionnelle très marquée.

Sur le corps, existent quelques cicatrices, qui paraissent consécutives à des accidents dont l'évolution fut un peu particulière et à la hauteur de l'apophyse styloïde du cubitus ; du côté gauche, on note une induration rouge avec une petite cicatrice blanche centrale. Cette tuméfaction se serait ouverte il y a quatre mois, après avoir persisté pendant un an sans aucune douleur. L'ouverture a donné issue à une substance solide que la malade compare à du plâtre. Sur la face antérieure du genou droit, persiste la cicatrice d'une lésion dont l'évolution aurait été la même. Sur les coudes droit et gauche, on note des cicatrices identiques remontant à un mois et à deux mois, consécutives à une tuméfaction rouge et indolore, dont l'ouverture aurait donné issue à une substance épaisse et crayeuse.

L'examen des organes de la malade, en dehors d'altérations cardio-vasculaires et rénales importantes, ne révèle rien d'anormal. Le pouls, régulier, est nettement perceptible à la radiale, bat 80 fois à la minute.

Le cœur gauche paraît hypertrophié sur la ligne mamelonnaire; la pointe, légèrement abaissée, bat dans le VIe espace; le cœur droit n'est pas dilaté; il existe une *matité anormale dans la région aortique.*

A l'auscultation, il n'existe aucun bruit surajouté, mais un *timbre clangoreux du second bruit aortique.*

Les phénomènes fonctionnels sont, par contre, très accusés et la malade présente une dyspnée d'effort extrêmement intense. Au moindre effort, elle est prise de troubles respiratoires très pénibles, et lorsque la marche est prolongée, ou accompagnée d'un effort, comme l'ascension d'un escalier, elle provoque rapidement une crise douloureuse très violente.

La malade est subitement prise d'une douleur rétrosternale profonde, d'une sensation de déchirement qui l'immobilise, sans propagation douloureuse à distance. Ces crises douloureuses paraissent remonter à deux ans environ; elles auraient été précédées d'une longue période dyspnéique. Les urines sont légèrement *albumineuses.*

L'examen des poumons permet de constater un léger degré d'emphysème avec expiration prolongée, sans qu'on puisse noter des bruits surajoutés,

La malade ne présente pas de troubles digestifs; le foie est normal, ni douloureux, ni hypertrophié; la rate ne paraît pas augmentée de volume.

L'état général paraît atteint; en dehors d'une cyanose assez marquée des lèvres, on note une certaine pâleur de la face. Pendant sa jeunesse, la malade aurait eu une rougeole qui évolua sans complication. Elle eut cinq enfants dont les derniers par grossesse gémellaire. Trois enfants sont morts, l'un de diphtérie à sept ans et les deux autres, issus de la grossesse gémellaire, l'un pendant l'accouchement et l'autre à seize mois, de broncho-pneumonie. Trois enfants sont vivants : deux d'entre eux ont toujours été en bonne santé, le troisième aurait eu une tumeur blanche du genou, actuellement guérie.

La réaction de Wassermann, pratiquée chez cette malade, donna un résultat complètement positif. En conséquence, on associa au traitement local par les courants continus le traitement mercuriel par les injections quotidiennes de 2 centigrammes de benzoate d'hydrargyre, qui donna de bons résultats.

OBSERVATION V

D'après Druelle *(in* thèse de Lenègre).

Maladie de Raynaud et syphilis.

X... Paul, quarante-huit ans, vient consulter, le 10 avril 1910, pour une ulcération située sur le gland, à gauche du méat.

Cette ulcération, qui a les dimensions d'une lentille, n'est pas douloureuse. Son fond est lisse et régulier; elle présente l'aspect d'une cocarde étant blanchâtre et diphtéroïde au centre et d'un rouge musculaire foncé à la périphérie. La base de cette ulcération est le siège d'une

induration.fort nette. Il existe dans les deux aines une poly-
adénite indolente, composée de gros ganglions durs et rou-
lant sous le doigt.

Devant l'ensemble de ces caractères cliniques, le diagnostic de chancre syphilitique s'impose avec évidence.

Les antécédents du malade offrent peu de chose à retenir.
Il ne peut pas donner de renseignements précis sur la
cause de la mort de ses parents. En ce qui concerne ses
antécédents personnels, rien de particulier comme affection
aiguë, en dehors de la rougeole, de la scarlatine et de deux
blennorragies.

Mais le malade présente des signes nets d'éthylisme, et,
du reste, il avoue très facilement qu'il n'est pas sobre. Il
existe un peu de tremblement éthylique des doigts et,
depuis longtemps, du pyrosis nocturne, accompagné parfois
de pituite matinale. Anorexie constante; le malade mange
très peu et ses digestions sont souvent douloureuses.

L'examen général du malade présente encore à noter une
albuminurie légère, qui existe, paraît-il, depuis plusieurs
années, et une teinte légèrement jaunâtre des conjonctives.

L'auscultation du cœur et des poumons ne décèle rien de
particulier. Pas de signes d'athérome; les artères semblent
avoir leur souplesse normale. Le foie déborde légèrement
le rebord costal. Le poids du malade est de 85 kilogrammes.

Traitement. — Vingt injections de o gr. o2 de benzoate
de mercure, une injection devant être faite tous les jours
pendant vingt jours. Lavage de bouche matin et soir avec
un mélange au quart d'eau oxygénée officinale et d'eau
bouillie.

Le 6 mai 1910 est terminée cette série de vingt injections
de o gr. o2 de benzoate de mercure, qui ont été très bien
supportées sous tous les rapports. Le chancre a guéri en six
jours. Actuellement, il n'existe aucune manifestation de
syphilis secondaire et l'état général est tout à fait satisfaisant.

Traitement. — Pendant un mois, le malade devra prendre tous les jours deux pilules contenant chacune :

Sublimé	ââ	o gr. o1
Extrait thébaïque . . .	ââ	o gr. o1
Savon médicinal . . .		o gr. 10
Glycérine.		Q. S.

8 juillet 1910. — Le malade n'a suivi aucun traitement depuis deux mois et n'a point pris les pilules de sublimé prescrites.

Depuis quelques jours, éruption généralisée de papules larges, infiltrées, cuivrées, aplaties ; la plupart de ces éléments présentent à leur périphérie une collerette desquamative. Les papules se retrouvent sur le thorax, l'abdomen, les membres supérieurs et inférieurs. Elles sont très abondantes sur le front et le menton. Il s'agit, en toute évidence, de syphilides papuleuses secondaires. Il n'existe aucune lésion des muqueuses.

En outre, le malade se trouve très fatigué, il a beaucoup maigri et pèse actuellement 76 kilogrammes. Il mange très peu et a un dégoût prononcé de la viande. L'examen de l'estomac et du foie ne décèle rien de nouveau. L'urine présente encore de l'albumine, qui semble en quantité moins abondante qu'il y a deux mois.

Traitement. — Nous conseillons une nouvelle série de vingt injections de o gr. 02 de benzoate de mercure ; si ces injections ne sont pas faites régulièrement, le malade prendra deux pilules de o gr. o1 de sublimé les jours où il n'en sera pas pratiqué.

18 août. — Le malade vient de terminer la série de vingt injections de o gr. 02 de benzoate de mercure. Les syphilides papuleuses sont affaissées, mais ont laissé des macules pigmentées très foncées.

Certains de ces éléments, situés sur le cuir chevelu, ont provoqué autour d'eux une dépilation peladoïde. L'état général est meilleur.

Traitement. — Pas de traitement pendant quinze jours, puis reprendre les pilules de bichlorure de mercure pendant un mois.

10 octobre. — Le malade n'a suivi aucun traitement depuis environ deux mois.

Actuellement, on ne constate aucune lésion cutanée éruptive, aucune lésion des muqueuses. Mais l'état général laisse beaucoup à désirer. Le malade a encore maigri et pèse actuellement 73 kilogrammes. L'appétit est toujours très peu prononcé et il mange de moins en moins.

De plus, *le malade se plaint de sensations anormales dans les doigts des deux mains,* qui lui donnent, dit-il, l'impression d'avoir l'*onglée* d'une façon *permanente.* Ces phénomènes, qui ont débuté il y a une dizaine de jours, sont fort *douloureux* et le moindre choc, le moindre contact sur les doigts est fort pénible. En dehors de cette hyperesthésie intense, l'examen objectif des doigts n'y montre rien de particulier.

Les phénomènes douloureux ne se produisent pas aux orteils.

Un examen des urines fait tout récemment n'a montré que des traces indosables d'albumine.

Traitement. — Nous conseillons au malade une nouvelle série d'injections de 0 gr. 02 de benzoate de mercure; il prendra, de plus, 2 grammes d'iodure de potassium par jour : 1 gramme le matin et 1 gramme le soir.

20 octobre. — Le malade se soigne irrégulièrement et se plaint de souffrances de plus en plus vives dans les doigts des mains, où nous constatons ce qui suit : *toutes les extrémités des doigts sont froides;* toute la peau recouvrant la phalangette du médius gauche est d'une *blancheur livide,* et le moindre contact est extrêmement douloureux. La même teinte blanchâtre se retrouve moins marquée sur les extrémités de l'annulaire et de l'index gauches. A droite, la coloration des téguments des extrémités des doigts est normale.

Les deux pouls radiaux sont nets et égaux.

Rien au cœur. Grande sensation de dépression générale, fatigue.

25 octobre. — Les souffrances dans les doigts sont toujours assez vives. L'extrémité du médius gauche est toujours d'un blanc livide, mais les extrémités de l'annulaire et de l'index gauches ont maintenant une *teinte violacée ecchymotique*. Cette même teinte ecchymotique se retrouve sur l'extrémité de tous les doigts de la main droite à l'exception du pouce.

L'examen des orteils n'y montre aucun phénomène analogue à ceux que nous avons relevés sur les extrémités digitales. Le nez, les oreilles ont leur teinte normale et semblent avoir leur température locale habituelle ; du reste, le malade n'y éprouve aucune sensation subjective particulière.

Nous portons le diagnostic de maladie de Raynaud localisée aux mains et développée sous l'influence de la syphilis.

Traitement. — Il vient d'être fait régulièrement une série de quinze injections de 0 gr. 02 de benzoate de mercure. Ces injections étant devenues très douloureuses, nous sommes obligé de les suspendre.

Le malade continuera à prendre l'iodure de potassium à la dose de 4 grammes par jour, en deux fois, et nous prescrivons des bains hydrofaradiques des mains, à prendre tous les jours pendant dix minutes.

15 novembre. — Les douleurs dans les doigts n'ont pas changé. Toutes les extrémités des doigts des deux mains ont actuellement une *teinte violacée* qui est pourtant très peu marquée sur les pouces. A l'extrémité de l'index droit, la peau est même noirâtre et semble se soulever.

L'examen de l'urine montre qu'elle ne contient encore que des doses indosables d'albumine.

Anorexie insurmontable et défaut de nutrition.

Traitement. — Cesser l'iodure de potassium. Prendre de nouveau, pendant quinze jours, deux pilules de 0 gr. 01

de sublimé corrosif ; de plus, prendre tous les jours deux
cuillerés à soupe de la préparation suivante :

Sirop iodotannique . . . 3oo grammes.
Biphosphate de chaux . . . 20 —
Liqueur de Pearson . . . 10 —

9 décembre. — La peau qui recouvre *l'extrémité de l'index
droit s'est soulevée et détachée* depuis quelques jours, et cela
sans qu'il y ait eu exagération des phénomènes douloureux
locaux. Cette perte de substance cutanée a été tout à fait
superficielle, car elle n'a point provoqué la formation d'une
ulcération. Il semble qu'un processus identique soit en voie
de formation sur l'extrémité du médius et de l'annulaire
droits. A gauche, les téguments des extrémités digitales
sont toujours violacés, noirs, ne montrant pas de tendance
à l'escharification.

Les pilules de sublimé déterminent une violente intolé-
rance gastrique et ne sont plus supportées.

Le malade fera pratiquer tous les deux jours une injection
de o gr. o2 de benzoate de mercure.

26 décembre. — Les téguments de l'extrémité du médius
et de l'annulaire droits se sont détachés, mais, pas plus que
sur l'index, il n'existe d'ulcération réelle et le processus de
sphacèle est resté superficiel.

Pas de changement sur la main gauche. Mais les douleurs locales sont plutôt moins vives. Par contre, l'état
général reste peu satisfaisant et le malade a encore maigri.

18 janvier 1911. — Depuis quinze jours environ, le
malade a cessé les piqûres de benzoate et repris de l'iodure
de potassium.

L'état local des mains présente une légère *amélioration*.

La teinte ecchymotique des extrémités digitales est
moins foncée et les douleurs sont moins pénibles. Il n'y a
plus eu de nouvelles plaques de sphacèle. L'état général
est relativement plus satisfaisant et le malade se remonte
un peu.

OBSERVATION VI

D'Ornellas.

Syndrome de Raynaud avec arthrite
ascendante syphilitique.

G. F..., quarante-cinq ans, valet de chambre, né en Touraine, marié depuis seize ans et père de trois enfants bien portants, les seuls qu'il ait eus.

En fait de maladies antérieures, il a souffert, il y a vingt-trois ans, d'une sciatique qui dura deux mois, malgré le traitement, et depuis cette époque il a eu souvent des attaques d'asthme violentes, à la suite de refroidissement le plus souvent. Il y a vingt ans, il eut un chancre sur le pli préputial, qui n'a pas laissé de traces cicatricielles, qui guérit spontanément sans aucun traitement au bout de trois semaines environ, et qui ne donna lieu à aucun accident consécutif. Il y a deux ans, il eut un abcès dans une amygdale qui se vida et se cicatrisa en quelques jours seulement. Au commencement de février de cette année 1897, G. F..., sentit pour la première fois les quatre doigts internes de la main gauche *très froids* dans leur moitié libre, c'est-à-dire au niveau des troisièmes et de la moitié des deuxièmes phalanges. Cette sensation de froid augmentait très considérablement par l'action de la basse température de l'air extérieur, au point de l'obliger à mettre un gant de laine pour sortir et travailler au dehors. Le malade resta dans cet état près de six semaines sans que son état s'aggravât.

Les extrémités des doigts étaient *blanc grisâtre*, et, par la pression, présentaient des marques plus pâles qui étaient passagères.

A la fin du mois de mars, il se présenta une *tache brun noirâtre*, grande comme une pièce d'un demi-franc, sur le côté cubital du médius gauche, sur la peau adjacente à l'ongle. Le malade, croyant à un *panaris*, s'appliqua force cataplasmes qu'il fut obligé d'abandonner parce qu'ils lui causaient des douleurs assez vives. Bientôt cette tache noire envahit l'extrémité unguéale du doigt et ensuite dans son centre il se forma une *crevasse* par laquelle un stylet pénétrait jusqu'à l'os de la troisième phalange qui était dénudé.

Vers le 14 avril, les parties molles de l'extrémité unguéale du médius étaient mortifiées et en train de se désagréger. Elles furent enlevées avec une pince et la troisième phalange resta en partie à découvert.

Il n'y avait pas de rougeur ni de douleur dans les parties molles environnantes, et aucune anesthésie marquée sur les tissus sains. Mais on sentait des *cordons durs* plus ou moins dessinés sur les trajets des *artères collatérales des doigts malades*, en même temps que l'on trouvait *les pulsations radiales correspondantes notablement affaiblies*, quoique parfaitement distinctes. Enfin, l'urine ne contenait ni sucre ni albumine.

L'examen général de tous les viscères ne fit découvrir ailleurs aucun symptôme de lésion ni dans les gros vaisseaux ni au cœur. Des compresses d'acide phénique, solution faible, furent appliquées topiquement, et, à l'intérieur, on administra de l'opium et de l'eau de Vichy. Quelques jours après, G. F... se plaignait que le doigt, au lieu de s'améliorer, était bien plus malade, et que l'annulaire gauche aussi présentait une tache noire sur la peau contiguë au bord radial de l'ongle, tache qui augmentait tous les jours. Le patient ne pouvait reposer la nuit à cause des douleurs survenues dans les doigts attaqués, et ne s'alimentait guère, parce qu'il ne pouvait pas mâcher, à cause de la sensibilité de sa langue qui était écorchée et très douloureuse au contact des aliments solides. Effectivement, par l'examen, je trouvai la langue mamelonnée, grisâtre, quadrillée par des crevasses peu profondes qui saignaient facilement et lui donnaient l'aspect d'une *langue syphilitique tertiaire*. Je fis voir cette langue au Dr Ducamp, qui, comme moi, la caractérisa de syphilitique. Cet état de la langue m'obligea à insister sur les antécédents et j'eus de nouveau la ratification de l'existence antérieure, vingt ans auparavant, d'un chancre guéri spontanément qui n'avait donné lieu à aucun accident consécutif, ni à des maladies de la peau, ni des muqueuses, ni à la chute des cheveux, ni à des exostoses, ni à des douleurs rhumatoïdes, en résumé, aucun vestige de vérole, excepté la langue tertiaire, soumise à notre examen en même temps que les doigts.

Voyant l'aggravation de la gangrène des doigts et la lésion de la langue, je prescrivis un traitement par l'iodure de potassium, à titre d'essai, à la dose de 2 grammes par jour, qui fut augmentée rapidement ; trois jours après, deux autres doigts étaient attaqués, car, sur la peau, près de l'angle du bord radial de l'auriculaire et du bord cubital de l'index, se présentait une tache brune tout à fait semblable aux précédentes, ce qui conduisit à augmenter la dose du médicament. Dès le septième jour, un cercle d'élimination se formait autour de la partie sphacélée du médius et de l'annulaire qui se détachait peu à peu et des bourgeons charnus rosés se développaient aux points de réparation.

Encouragé par ce résultat, j'augmentai la dose d'iodure, qui fut portée à 7 et 8 grammes par jour. Une semaine après, disparaissaient les taches de l'index et de l'auriculaire, et les parties mortifiées des autres doigts étaient enlevées par le malade à mesure que les bourgeons envahissaient la plaie, et, bien que des accidents d'iodisme violents se fussent déclarés, j'insistai sur la médication.

G. F... fut en état de reprendre son travail à la fin du mois de mai ; il continua le traitement jusqu'au 25 juin, quand il partit pour la campagne avec tous ses doigts guéris. Il perdit seulement la pulpe de l'annulaire et du médius, et conserva, dénudée, l'extrémité libre de la phalange osseuse unguéale de ce dernier doigt.

La langue était complètement cicatrisée et, quoiqu'elle

fut encore un peu mamelonnée, le malade mâchait et mangeait de tout. A la campagne, le malade cessa tout traitement, malgré mes recommandations pressantes de ne pas abandonner l'iodure de potassium.

Pendant plus de sept semaines G. F... resta guéri, et ce n'est que le 15 août qu'il s'aperçut que les mêmes doigts (le médius et l'annulaire) étaient de nouveau malades et se repentit fort de n'avoir pas tenu compte de mes avis. Tous les doigts étaient redevenus sensibles et froids d'une manière bien plus étendue, car le patient éprouvait les mêmes sensations dans tout l'avant-bras et dans le tiers inférieur du bras, avec difficulté pour étendre le membre et perte de force dans celui-ci; de plus, chaque mouvement d'extension provoquait des tiraillements douloureux dans les doigts malades. Au bout de six jours, les deux doigts étaient noirs et momifiés depuis leurs bouts libres jusqu'au tiers supérieur de la troisième phalange pour l'annulaire.

C'était donc une rechute des plus graves, G. F... rentra à Paris le 27 août et recommença immédiatement le traitement ioduré.

7 septembre. — Le patient vint me consulter et j'ordonnai de nouveau de hautes doses d'iodure de potassium, et, en outre, tous les jours des frictions d'onguent mercuriel double, à la dose de 4 grammes, alternativement dans les aisselles et dans les aines. Dès lors, je constatai que les battements artériels manquaient complètement dans la radiale gauche ainsi que dans l'arcade palmaire, dans la cubitale et dans le tiers inférieur de l'humérale correspondante, et que ces vaisseaux étaient oblitérés et durcis, donnant une sensation de cordon dur. Dans le tiers moyen de l'humérale, les pulsations persistaient, mais très affaiblies, et, dans l'axillaire, elles étaient tout à fait normales.

Je vérifiai de nouveau que les artères du membre supérieur droit étaient saines, non sclérosées, que le cœur n'offrait aucun bruit morbide et qu'il n'y avait ni sucre, ni

albumine dans l'urine, celle-ci offrant seulement une diminution de l'urée : 9 gr. 50 par litre.

Dès le 15 septembre, les parties sphacélées commençaient
à être séparées des parties saines par un cercle de bourgeons
charnus et à se détacher. Le 20 septembre, tomba la troisième phalange du médius tout entière, avec l'ongle.

Quelques jours après, le malade enlevait, petit à petit,
les parties molles momifiées de la deuxième phalange du
même doigt et laissait plus des deux tiers de cette phalange
osseuse entièrement dénudés. Ensuite la pulpe du bord
libre de l'annulaire se détacha aussi en emportant la moitié
de l'ongle dans sa longueur et l'extrémité libre de la troisième phalange restait à découvert.

12 octobre. — Je prescrivis au malade le sirop de Gilbert
à l'iodure ioduré d'hydrargyre, à la dose d'une cuillerée à
soupe par jour et la continuation de l'iodure de potassium
(2 grammes). D'ailleurs, il continue à avoir un régime for-
tifiant et à boire beaucoup de lait.

Les phalanges dénudées furent réséquées par le
Dr Schwartz et un pansement à l'iodoforme fut appliqué
sur les plaies. Les cicatrisations marchèrent rapidement.
Le 30 octobre, survint un accès d'asthme qui passe en
deux jours, pendant lesquels le malade suspend le traitement antisyphilitique.

10 novembre. — Le malade est guéri et reprend son
travail, mais, nonobstant, il va continuer encore l'usage
aussi bien du sirop de Gilbert que de l'iodure pendant
quelques mois. Quelque temps après, nous revoyons le
malade qui va bien et continue sa cure. La main et l'avant-
bras malades sont faibles, amaigris. L'oblitération artérielle
ne s'est pas étendue davantage, n'a pas dépassé le tiers
inférieur de l'humérale et reste limitée aux mêmes artères
qu'elle occupait lors de la deuxième poussée de gangrène.

Observation VII

Schuster.

Gangrène des orteils du pied droit et phénomènes de Raynaud. Artérite syphilitique.

En juin de cette année, on m'adresse un homme de trente-sept ans, paraissant bien constitué et qui présentait une *gangrène sèche des deuxième et troisième orteils du pied droit.* Cet homme avait contracté la syphilis il y a plusieurs années. Quand la gangrène s'était déclarée, le médecin traitant l'avait alors rapportée à l'artériosclérose. Il avait pourtant ordonné des frictions mercurielles qui avaient semblé améliorer la gangrène.

Les orteils que j'ai indiqués étaient noirs comme du charbon, morts. Derrière le gros orteil, on voyait une ligne de démarcation très nette. Le quatrième et le cinquième orteils sentaient encore la piqûre d'une épingle et étaient engourdis, et le malade ressentait encore une *sensation de froid* qu'il éprouvait aussi dans le reste du pied. Sur les régions dorsale et plantaire on voyait quelques *taches violacées* peu étendues. *On ne sentait pas les pulsations de l'artère tibiale postérieure*, ni de la poplité, mais celles de la fémorale étaient perceptibles.

Sur le pied gauche, on notait aussi des phénomènes de *syncope locale*, il était, lui aussi, froid et engourdi. L'artère tibiale postérieure de ce côté n'avait plus non plus de pulsations perceptibles.

Avant l'apparition de la gangrène, le malade avait ressenti pendant trois mois des *douleurs violentes* dans les deux pieds.

Du côté du système nerveux, on ne notait pas d'altération. Le cœur était normal; pas de fièvre, bon appétit, insomnie par suite de crises douloureuses répétées. On ne pouvait déceler nulle part de traces de syphilis.

Comme cause de la gangrène, je me ralliai pourtant à une lésion syphilitique des artères de la jambe, pour les raisons suivantes : il n'existait pas de diabète sucré et il ne s'agissait pas d'une maladie de Raynaud. On ne trouvait non plus aucun signe d'altération des centres nerveux.

Un traitement antisyphilitique d'une durée de cinq semaines n'amena aucune amélioration. Les accès douloureux devinrent au contraire plus violents. Le *quatrième et cinquième orteils se gangrénèrent*. La coloration violette de la plante du pied augmenta d'étendue. Il fallut pratiquer l'amputation de la jambe droite au tiers inférieur.

Les artères sectionnées ne lancèrent pas de jets de sang : celui-ci coula simplement un peu plus fort qu'après la section d'une veine.

La plaie opératoire devint gangréneuse elle aussi, et ce ne fut qu'après sept semaines qu'elle se couvrit de granulations de bon aspect.

L'examen de la pièce opératoire montra dans l'artère tibiale postérieure, partant de la tunique interne et s'avançant librement dans la lumière du vaisseau, à peu d'intervalle l'une de l'autre, deux gommes grosses comme des lentilles. De plus, en certains endroits, les tuniques artérielles étaient épuisées.

On peut bien admettre que les gommes mettaient obstacle à l'arrivée du sang dans les orteils et que cette gêne circulatoire était encore augmentée par le manque de contractilité du système artériel.

5 octobre. — La plaie opératoire a très bon aspect et va probablement se fermer après élimination du moignon osseux mortifié. Le traitement ioduré a été continué. Le pied gauche a repris sa température et sa coloration normale ; par contre, les pulsations de l'artère tibiale postérieure restent imperceptibles.

22 novembre. — Etat excellent, le moignon ossseux est en train de s'éliminer.

OBSERVATION VIII

Morgan *(in* thèse de Genève).

Maladie de Raynaud et syphilis.

W... H., cultivateur, âgé de vingt-huit ans, entré à l'hôpital de Manchester, le 7 août 1888. C'est un homme intelligent, aux yeux et aux cheveux noirs, d'apparence un peu cachectique, mais bien musclé, marié depuis huit ans, il n'a pas d'enfant. Son père a cinquante-cinq ans et sa mère cinquante-six et sont en bonne santé. Il a cinq frères et trois sœurs bien portants. Il fait des travaux pénibles et est généralement tempérant, sauf parfois quelques excès de bière aux fins de semaines. Le malade jouissait d'une robuste santé lorsqu'il y a dix ans il contracta un *chancre* induré qu'il soigna pendant six semaines. Il eut ensuite des accidents secondaires pendant un an. Puis, pendant trois ans, il ne ressentit plus rien. Plus tard, il fut traité à l'hôpital pour une ulcération buccale qui lui rongea la moitié droite du voile du palais. Guéri, il reprit son travail pendant quinze mois. Mais alors il fut atteint de douleurs qui le forcèrent à garder le lit pendant plusieurs mois. Ces douleurs siégeaient dans les os, principalement aux extrémités inférieures et s'irradiaient dans les hanches, le sacrum, la colonne vertébrale. Elles étaient plus fortes la nuit. Aux douleurs succédèrent des fourmillements et des picotements dans les doigts et les oreilles qui devinrent glacés ensuite. Il perdit le toucher. On pouvait lui pincer les doigts sans qu'il le sentît. Au bout de cinq à six semaines, les doigts présentèrent une coloration *blanchâtre*, puis *livide*, enfin tout à fait *noire* aux deux mains. Les *douleurs* devinrent de plus en plus fortes à mesure que s'accentuait la coloration des doigts. Les deux *oreilles* étaient entièrement rouge foncé ainsi que le bout et les ailes du *nez*. La peau des doigts tomba et il se forma de profondes *ulcérations*. Telle était l'histoire de la maladie de cet homme à son entrée à l'hôpital, le 7 août 1888. Quelques jours après, une grande partie de l'hélix de l'oreille droite était détruite. Il était évident qu'on était en présence d'accidents tertiaires d'une syphilis insuffisamment traitée. On institua alors un traitement à l'iodure de potassium et au mercure, qui produisit des effets immédiats et bien marqués ; les douleurs cessèrent graduellement ; les doigts reprirent une coloration normale et les ulcérations se cicatrisèrent. Aux pieds, les orteils étaient légèrement bleuâtres, mais c'était très peu de chose. Le cœur, les poumons, le foie, la rate, étaient restés indemnes.

L'urine était normale. Du côté de la vue, on constatait à l'ophtalmoscope un rétrécissement et une contraction considérables des artères de la rétine. Les autres artères ne présentaient aucun changement appréciable. Le malade sortit de l'hôpital le 29 août, et, après quelques semaines de convalescence à la maison de Chéadle, il était à peu près guéri. Il portait aux doigts, dont le bout était rétracté, des cicatrices cornées, seuls restes des processus gangreneux qui les avaient rongés.

Quatre mois après, le malade rentrait de nouveau à l'hôpital, se plaignant de douleurs dans la tête, douleurs intolérables et survenant par accès. Il accusait aussi des troubles visuels. Les extrémités n'étaient pas atteintes. Le traitement antisyphilitique eut encore raison de ces accidents.

OBSERVATION IX

Levet (*in* thèse Durandard).

Artérite syphilitique. Claudication intermittente et phénomènes de Raynaud.

Cas I.

S... Henri, âgé de vingt-huit ans, journalier, entré le 13 janvier 1895, salle Bouvier, hospice de la Salpêtrière.

Antécédents héréditaires. — Mère morte d'hydropisie à cinquante-sept ans. Quatre frères bien portants, plus âgés que lui.

Deux sœurs, une morte de cancer de l'estomac, l'autre bien portante.

Pas de tare héréditaire névropathique connue de lui.

Antécédents personnels. — Fièvre typhoïde à seize mois. Il s'engage à dix-huit ans. A vingt-deux ans, chancre avec adénite bilatérale non douloureuse, plaques muqueuses, laryngite, croûtes dans les cheveux, alopécie, il est traité par des frictions mercurielles, puis par la liqueur de Van Swieten.

Le malade passe en Conseil de guerre pour refus d'obéissance, est envoyé en Afrique où il boit, pendant un an, beaucoup d'absinthe (un verre tous les jours et deux le dimanche). Depuis, d'ailleurs, il n'a plus fait d'excès de boisson.

Début. — En 1888, le malade éprouve quelques douleurs dans le mollet droit, des tiraillements avec raideur du membre pendant la marche sans qu'il n'ait rien ressenti dans la cuisse droite. Cette douleur l'oblige à s'arrêter.

Au bout de dix à quinze minutes de repos, il peut reprendre sa route sans souffrir. Mais 500 mètres plus loin, la douleur et la raideur apparaissent de nouveau et l'obligent à s'arrêter ; elles disparaissent par le repos.

Il observa que son pied devenait blanc, puis rouge, pour reprendre, par le repos, sa coloration normale.

Le malade, à ce moment, était incorporé dans les bataillons disciplinaires d'infanterie légère d'Afrique. Ce ne fut qu'à grand' peine et après force punitions, qu'il obtint d'être exempté de service à la chambrée, où il resta pendant trois mois.

Il ne remarqua pas d'amaigrissement tout d'abord dans sa jambe, mais seulement vers 1890. En même temps, la marche devenait de plus en plus difficile et fatigante.

Il fut libéré en mai 1892.

Depuis cette époque, il a constaté que la *jambe gauche,*
à son tour, se fatiguait plus vite; il a remarqué, la nuit, des
secousses musculaires, mais pas de crampes douloureuses
comme dans la droite.

Il y a dix mois (en 1893), il a remarqué un **petit bouton**
sur la face dorsale du gros orteil droit, *au niveau de*
l'articulation métatarso-phalangienne, petit bouton dou-
loureux qui ne tarda pas à s'ulcérer et, depuis, l'ulcération
n'a pas guéri.

Après un court séjour dans le service de M. Merklen, il
entre à la Salpêtrière.

Etat actuel (19 janvier 1894). — Les battements de la
fémorale droite sont perçus moins nettement qu'au membre
inférieur gauche. A droite, on ne *sent pas battre l'artère*
poplitée.

Il n'y a pas de troubles de la sensibilité objective ni à
droite, ni à gauche. Cette sensibilité est conservée au contact, à la douleur et à la température.

On ne note *point de troubles de la sensibilité* subjective,
pas d'engourdissement, pas de fourmillement, sauf quand
le malade marche. Mais alors, au bout de quelques minutes,
il ressent des crampes dans la jambe droite, qui cessent
par le repos. S'il repart, les phénomènes douloureux et
vaso-moteurs apparaissent de nouveau.

Les troubles trophiques consistent en une atrophie musculaire en masse de la jambe droite et un peu de la cuisse
droite.

Voici d'ailleurs les mensurations du périmètre des jambes
droite et gauche, prises à 4 centimètres au-dessous de la
pointe de la rotule :

Jambe droite, 28 centimètres ;

Jambe gauche, 30 centimètres et demi.

Les cuisses, mesurées à 14 centimètres de la rotule,
ont :

Cuisse droite, 35 centimètres ;

Cuisse gauche, 38 centimètres.

La peau de la face dorsale du pied droit est luisante (*glossy-skin*).

La partie dorsale de la région métatarso-phalangienne du gros orteil droit présente une ulcération.

Les ongles de ce pied sont épaissis, striés transversalement.

Il y a des troubles vaso-moteurs; ce sont le refroidissement de la jambe droite, et, après un effort, des sueurs localisées apparentes, surtout au pied.

Comme phénomènes moteurs, la gêne des mouvements actifs est peu accusée. La force musculaire (résistance aux mouvements passifs d'extension, de flexion, d'abduction dans les divers segments du membre droit) est normale, ou tout au moins aussi grande que dans le membre inférieur gauche.

Les réflexes rotuliens sont exagérés des deux côtés, mais plus peut-être du côté droit. On note encore du tremblement vibratoire de la jambe droite.

Quant à la marche, elle est un peu sautillante, mais sans steppage net, sans caractère franchement spasmodique.

Pas de troubles vésico-rectaux.

Rien aux membres supérieurs.

Pas de troubles céphaliques.

18 janvier. — On soumet le malade au traitement spécifique : 5 grammes d'iodure de potassium et des frictions mercurielles pendant vingt jours, puis un repos de dix jours.

Le malade est amélioré et l'ulcération du pied se cicatrise.

12 mars 1894. — On fait marcher le malade ; il marche pendant cinq minutes, puis se met à boiter; la crampe apparaît dans la jambe droite; *les orteils, le pouce surtout, sont douloureux; de la sueur apparaît sur le pied, en même temps que le membre prend une teinte cyanique et se refroidit.* Les membres inférieurs se mettent à trembler et les réflexes sont très exagérés.

Mais la crise est beaucoup moins longue et moins douloureuse qu'autrefois. En deux ou trois minutes, tout est terminé, tandis que jadis elle durait une demi-heure, même une heure.

On recommence aussitôt l'expérience, le malade repart avec la même allure, mais est obligé de s'arrêter après quatre minutes.

Quelque temps après, le malade quitte spontanément la Salpêtrière, se sentant mieux, mais non guéri.

Le malade quitta l'hôpital assez dispos pour aller faire la parade comme pître sur les tréteaux d'une baraque foraine. Mais, peu après, il entra de nouveau à la Salpêtrière où il ne fit qu'un court séjour, en sortit et alla à Saint-Antoine où il était encore ces jours derniers et où il *présenta de nouveau une ulcération gangréneuse du pied, qui guérit.*

Cas II.

La malade, âgée de cinquante-quatre ans, tailleuse, couchée au n° 2 de la salle Cruveilhier, a fait l'objet d'une leçon de M. le professeur Charcot, publiée par M. Hallion dans le *Bulletin Médical*, numéro du 2 décembre 1891.

La malade, enfant trouvée, ne connaît pas ses parents, n'a jamais eu d'enfants.

Pendant son adolescence et sa jeunesse, la malade a été sujette à des crises de céphalalgie, le plus souvent très intenses, à siège frontal, bilatérales, accompagnées de vomissements durant de douze à vingt-quatre heures et répétées assez régulièrement tous les mois. On ne trouve pas dans les commémoratifs les accidents primitifs et secondaires habituels à la syphilis, mais une série de phénomènes qui se rapportent évidemment à la période tertiaire de cette maladie.

En 1860, gonflement considérable avec rougeur et douleur sur le dos du pied droit ayant laissé une exostose subsistant actuellement sur la face dorsale du tarse.

En 1870, maux de gorge tenaces et coryza rebelle. De

cette époque date la déformation du nez que l'on constate aujourd'hui : effondrement de la partie de cet organe, qui a pris la configuration classique du « pied de marmite ». Des séquestres osseux s'éliminèrent spontanément et le coryza prit fin.

En 1875, l'épaule gauche devient douloureuse, un gonflement considérable apparaît au niveau de l'acromion; le membre correspondant reste impotent durant un an et demi environ. A un moment donné, par une petite ouverture qui se produisit spontanément, s'échappèrent des lambeaux mortifiés. La plaie se referma au bout de quelques jours et les phénomènes s'amendèrent progressivement. Outre cette tumeur volumineuse, quelques clous, des gommes sous-cutanées, sans doute, se montrèrent et s'ouvrirent spontanément, laissant quelques cicatrices arrondies, blanches, lisses, comme vestiges actuellement persistants.

Il y a trois ans, la malade est allée consulter à l'Hôtel-Dieu pour des ulcérations spontanées de la cornée du côté droit : on lui prescrivit un collyre et pas de traitement interne; il ne lui reste actuellement aucune trace de ces ulcérations.

L'année dernière, une autre série de phénomènes se montrent. La malade avait souvent l'occasion de faire d'assez longs trajets sur une impériale d'omnibus, et, malgré une température assez rigoureuse, elle n'en souffrait point. Aussi fut-elle surprise, dans les mêmes circonstances, *d'éprouver à un moment donné une sensation de froid aux pieds tout à fait excessive. Aussitôt rentrée chez elle, elle posait ses pieds sur une chaufferette, mais la sensation de froid persistait longtemps et faisait place à la douleur, puis à des fourmillements qui duraient encore le lendemain. Une fois, ayant regardé ses pieds, elle vit avec étonnement qu'ils étaient alors d'une pâleur extrême.*

Au bout de quelques jours, éclate une céphalée qui acquiert en quarante-huit heures son summum d'acuité et subsiste ensuite pendant trois mois, très violente, à peine amendée par intervalles. Prédominant d'abord dans les régions occipitales, cette céphalée envahit bientôt toute la tête. Elle était aussi violente dans la journée que dans la nuit. Tout sommeil était impossible. Un médecin prescrivit une dose journalière de 6 grammes d'iodure de potassium. La céphalée décrut alors peu à peu, puis disparut après six semaines de ce traitement.

Vers la fin de cette période, la malade remarqua pour la première fois une déformation du rachis cervical, qui a laissé un vestige aujourd'hui persistant.

Enfin, au mois de mars, quelques temps après que la céphalée eut disparu, des vestiges accompagnés de crises d'épilepsie jacksonnienne légèrement esquissées.

Elle fut traitée à l'hôpital Beaujon, dans le service de M. Gombault, par de l'iodure de potassium, qui suffit à faire disparaître ces phénomènes.

En résumé, le traitement suivi par la malade pour la plupart des accidents qu'elle éprouve depuis 1860, consiste surtout en iodure de potassium et en pilules dont elle ignore la composition.

Enfin, c'est depuis la même époque que la *claudication intermittente*, ainsi que *les phénomènes douloureux*, se sont manifestés dans *les deux membres inférieurs*, ou, du moins, c'est alors que la malade, délivrée de ses douleurs de tête, y fait attention.

Dès qu'elle eut à faire une course en dehors elle s'en aperçut. Elle put marcher pendant une demi-heure sans rien ressentir, puis survint dans le mollet gauche, et bientôt dans le mollet droit, une sensation de crampe douloureuse et ainsi de suite. Rapidement ces accidents s'aggravent, et, au bout de huit jours, elle pouvait marcher pendant quatre ou cinq minutes sans s'arrêter.

Ces douleurs spontanées dont la malade souffre actuellement dans les deux pieds datent du même moment; elles se montrent d'abord dans le cinquième orteil du pied gauche,

puis dans tous les orteils, aux deux pieds, avec prédominance
dans le gros orteil.

Depuis deux mois, ces phénomènes ont augmenté encore
d'intensité; ils ont toujours revêtu les mêmes caractères
qu'aujourd'hui.

Etat actuel. — La malade porte des stigmates qui appartiennent, suivant toute vraisemblance, à la syphilis. Le nez est effondré, il présente la forme dite en « pied de marmite » très caractérisée.

A l'épaule gauche, on trouve plusieurs cicatrices, l'une, au niveau de l'acromion, est large, gaufrée, superficielle. Elle résulte de l'application de pâte de Vienne. D'autres, situées au-dessus et en avant du moignon de l'épaule, sont petites, arrondies; elles ont quelques millimètres de diamètre; elles paraissent avoir succédé à des gommes superficielles.

A la partie inférieure du rachis cervical, vers la septième cervicale et la première dorsale, on note une proéminence très manifeste due à une saillie et à un épaississement de la crête épineuse exactement médiane. Le cou-de-pied paraît projeté en avant, au-dessous de cette éminence, sur le dos du pied droit; au niveau de l'interligne articulaire médiotarsien, à 1 centimètre en dehors du tendon du long extenseur du gros orteil, siège une saillie osseuse en forme de crête transversale, large de quelques millimètres, soulevant la peau et n'offrant point son analogue sur le pied gauche.

Le voile du palais, dans sa partie antérieure et médiane, porte un petit orifice fistuleux, triangulaire, divisé par une bride antéro-postérieure; c'est une lésion syphilitique plus qu'une lésion congénitale.

Le cœur est normal, la pression dans le système artériel
est faible, les radiales sont dépressibles.

Du côté des membres inférieurs, la malade présente des troubles circulatoires et trophiques, des troubles sensitifs et des phénomènes moteurs :

a) *Des troubles circulatoires et trophiques.* — Assise ou couchée dans son lit, la malade présente une *coloration rouge sombre des extrémités inférieures.* Au pied droit, l'avant-pied tout entier est rouge. *C'est aux orteils une nuance violacée, plus en arrière une nuance rouge sombre, intense,* qui fait place au niveau du tarse à une teinte progressivement dégradée. Suivant que la malade est assise ou couchée, la limite de ces zones s'éloigne plus ou moins des orteils. *L'ongle du gros orteil est très épais, irrégulier; il en est de même des ongles de tous les orteils du pied droit.* Cette altération est moins prononcée au pied gauche. *La peau des parties cyanosées devient rapidement froide lorsqu'elle est à découvert. Le pouls est imperceptible à la pédieuse; il est bien net à la fémorale.* On n'arrive pas à le sentir dans le creux poplité.

Les mêmes particularités s'observent sur le membre inférieur gauche; seulement *la cyanose est limitée aux orteils;* elle envahit à peine la pointe antérieure du pied.

b) *Des troubles sensitifs.* — La malade éprouve de *vives douleurs au niveau des orteils.* Ces douleurs *ne sont point permanentes;* elles surviennent la nuit, une heure après que la malade est couchée. Ce sont des *élancements* répétés très pénibles, comparables par leurs caractères, leur rapidité, à la sensation que donneraient des coups de canif multipliés. Ces douleurs dérobent à la malade tout sommeil; il s'y ajoute souvent une sensation douloureuse distincte des précédentes, contusives dans le talon droit; c'est comme l'endolorissement qu'engendrerait une longue marche.

La pression est douloureuse partout où existent des masses musculaires : sur le dos du pied, au niveau du pédieux, sur toute l'étendue de la région plantaire; enfin au niveau de tous les muscles de la jambe. Elle l'est aussi, et d'une façon particulièrement exquise, sur la *pulpe des orteils, du gros orteil surtout,* sur divers points de la face dorsale du pied, sur la partie inférieure de la face interne du tibia.

En somme, à part une zone assez restreinte sur le dos

du pied, la pression est douloureuse sur presque toute l'étendue de ce dernier. Ce n'est pas la peau qui est hyperesthésiée, mais les plans profonds.

Partout les diverses excitations cutanées sont normalement perçues.

Ces observations s'appliquent au membre inférieur gauche aussi bien qu'au membre inférieur droit, avec cette seule différence que l'intensité des douleurs provoquées est un peu moindre dans le premier que dans le second.

c) *Des phénomènes moteurs.* — La force des muscles moteurs du pied et des orteils paraît amoindrie, mais l'exploration en est rendue difficile par la douleur que déterminent les mouvements, ainsi que la pression.

Dès que la malade a fait quelques pas, on voit les deux pieds pâlir manifestement. La rougeur dont ils sont le siège s'efface presque entièrement.

Au bout d'une minute environ, une douleur légère d'abord, puis rapidement grandissante se manifeste dans les deux mollets. Elle commence par le mollet gauche, mais pour gagner presque aussitôt le mollet droit. Puis elle envahit les deux cous-de-pied.

Enfin, au bout de deux à trois minutes, la souffrance devient intolérable ; la malade s'assied et rapidement la douleur s'amende en même temps que la rougeur des pieds se rétablit progressivement. A aucun moment, il ne se produit de raideur ni d'exagération des réflexes.

Les troubles ne se produisent pas à la suite d'une station debout longtemps prolongée ; il est vrai que la malade ne saurait conserver longtemps cette attitude sans se sentir tout étourdie.

Aucun stigmate d'hystérie. Cette malade fut soumise à un double traitement : le traitement spécifique mixte par frictions et iodure de potassium à haute dose et le traitement du symptôme, c'est-à-dire le repos absolu.

Malheureusement, nous n'avons pu savoir quels résultats ce traitement a donnés.

OBSERVATION X

Barthélemy *(Congrès international de dermatologie
et syphiligrapie*, Berlin, 1904).

Claudication intermittente. Syndrome de Raynaud et artérite syphilitique.

Il s'agit d'un homme de quarante-sept ans, qui a eu la syphilis à l'âge de vingt et un ans. Arthritique, mais très robuste, il s'est à peine traité, comptant que sa constitution triompherait facilement seule d'une maladie que les apparences montraient d'une nature bénigne. Dix ans après son chancre, il se maria, il eut deux beaux enfants; et, ce n'est que quelques années après qu'il se remit au traitement mercuriel et ioduré. C'est que déjà des symptômes bizarres se montraient; le malade étant couché, ses *orteils se gonflaient, se boudinaient* (vraies saucisses de Francfort), devenaient *rouges, carminés* et *violacés;* il y avait de l'engourdissement et du *refroidissement* des doigts. Dès que le malade se levait et marchait, tous ces troubles circulatoires et les orteils redevenaient *blancs*, plus blancs peut-être que normalement, un peu *cireux.* A l'érythrodermie succédait l'anémie des tissus; à la dilatation passive des vaisseaux succédait une vaso-constriction active. Le pouls pédieux était affaibli; la température locale abaissée. Tout ce tableau symptomatique est bien connu. C'est alors que le malade se remit aux traitements mercuriels et iodurés. Mais il était déjà trop tard : à la *claudication intermittente* succéda la gangrène, dite sénile, des extrémités; plusieurs orteils furent détruits du côté droit. Le côté gauche est moins pris, mais il est intéressé de la même manière. Le malade continua à être soumis aux traitements intensifs, iodo-mercuriels, intermittents et à répétition.

Dans l'intervalle, on prescrit le bicarbonate de soude et une alimentation choisie, en même temps qu'une hygiène parfaite. Le malade est remarquablement sobre; il n'est pas diabétique et ne l'a jamais été. Le pronostic a été, dès le début, déclaré grave par M. Besnier, à qui j'ai demandé avis. M. Marie, le brillant disciple de Charcot, a été du même conseil; il a ajouté que, jusqu'à ce jour, les malades du même genre qu'il lui avait été donné d'observer étaient *tous syphilitiques, sans aucune exception.* En somme, la gangrène apparaît tardivement, et elle est préparée depuis longtemps, ici depuis trois ans, par l'artérite spécifique.

OBSERVATION XI

Lustgarten *(in* thèse de Lenègre).

Syndrome de Raynaud et artérite syphilitique.

Il s'agit d'un homme suspecté de syphilis. La maladie débuta il y a deux ans, par de l'*asphyxie* du bout des doigts, et plus tard des symptômes de *gangrène*. Il y a un an, il dut se faire amputer par un chirurgien la première phalange du médius droit. On sent à peine les *artères radiales.* A la main droite, une circulation collatérale a été établie dans une artère dorsale. Les douleurs ont cédé au traitement spécifique, mais il persiste une grande sensibilité au froid.

Le malade présente des plaques leucoplasiques dans la bouche, ce qui permet de diagnostiquer l'origine syphilitique de l'affection.

OBSERVATION XII

Fox (*in* thèse de Lenègre).

Syndrome de Raynaud et artérite syphilitique.

Le malade est Russe; c'est un garçon de trente-trois ans. Pas d'antécédents syphilitiques chez lui, ni dans sa famille.

Il accuse une gonorrhée, il y a un an, mais nie toute autre affection vénérienne.

Depuis neuf mois, il a les orteils et le talon du pied gauche constamment plus ou moins *froids* et *engourdis*, principalement pendant la saison froide.

Il y a huit mois, il a beaucoup souffert du quatrième orteil. Trois semaines après, la peau de cet orteil se fendit, laissant échapper un peu de liquide. Il se forma une plaie qui guérit peu après. Deux mois après, le malade remarque à sa jambe gauche une grosseur du volume d'une cerise et dure. Il prit de l'iodure de potassium pendant deux mois et cette grosseur disparut. Le traitement mercuriel (frictions et injections) à l'hôpital du Mont-Sinaï a produit une amélioration marquée. On ne sent pas battre l'artère tibiale postérieure au pied gauche, tandis que les pulsations sont normales à droite. L'urine contient 1/100 d'albumine.

OBSERVATION XIII

Symptômes chroniques de maladie de Raynaud, sous la dépendance probable de la syphilis, avec association de livedo réticulé. — Remarques sur le livedo réticulé (livedo annulaire figuré ou peu marbré). [Chronic Raynaud's symptoms probably on a syphilitic basis, associated with livedo reticulata. — Remarks on livedo reticulata (livedo annulario, or cutis marmorata], par F. Parkes Weber, British Journal of Dermatology, mars 1913, p. 81.

Femme de cinquante-quatre ans, atteinte de syndrome de Raynaud typique avec crises d'amblyopie, présentant aussi un rétrécissement mitral; sur les mains, bras, jambes, cuisses, on voit de grands réseaux marbrés, à grandes mailles; pas de syphilis décelable, réaction de *Wassermann négative*, mais neuf fausses couches, pas d'enfants vivants.

Parkes Weber pense que cette maladie de Raynaud et ce livedo réticulé ont une origine syphilitique et que le rétrécissement mitral a favorisé leur symptomatologie.

Il pense aussi que certaines formes réticulées de livedo et autres états voisins ont été décrits sous les noms divers, purpura annulaire, filangiectoïde et même angiome extensif d'Hutchinson, *nævus lupus*.

OBSERVATION XIV

(In thèse Busy).

Sur une forme mortelle de maladie de Raynaud chez les nouveau-nés issus de parents syphilitiques, par M. D. Durante.

L'un de ces faits concerne un enfant âgé de vingt-quatre jours et dont le père était syphilitique. Dès le dixième jour après la naissance, on note chez lui de l'œdème du scrotum, de la verge, du pied gauche et de la fesse du même côté. A l'examen clinique, tout le membre inférieur gauche, depuis la racine de la cuisse jusqu'au pied, présentait une rougeur diffuse avec quelques placards livides œdémateux. La partie supérieure de la cuisse semblait plutôt chaude au toucher, mais le pied était froid et on apercevait sur sa face dorsale une grosse bulle remplie d'une sérosité louche sanguinolente. A l'autre pied, vers le bord externe du gros orteil, se trouvait un placard livide, légèrement proéminent sur les parties avoisinantes. Le pouls était facilement dépressible et la température rectale ne dépassait pas 36°9. Les vaisseaux, le cœur et tous les autres organes n'étaient le siège d'aucune lésion cliniquement appréciable.

L'enfant s'affaiblissait rapidement et il succomba au bout de deux jours.

L'autopsie ne fut pas pratiquée. L'examen microscopique du contenu de la phlyctène y révéla la présence de leuco-cytes abondants, de globules de pus, de quelques hématies et de staphylocoques.

La seconde observation concernait un nouveau-né âgé de dix jours, dont la mère avait eu plusieurs avortements : entre autres, cette femme était accouchée, au huitième mois, d'un fœtus mort, porteur de lésions cutanées graves ; la syphilis maternelle était donc évidente. Quant au petit malade, il était né à terme et ne présentait d'abord rien de particulier ; mais, deux jours avant son entrée à l'hôpital, on vit apparaître à la région sus-pubienne une plaque rouge et tuméfiée. Il existait sur la moitié inférieure de l'abdomen une rougeur diffuse qui descendait symétriquement sur les deux cuisses et offrait deux zones distinctes ; l'une, qui commençait au niveau de l'ombilic, était d'un rouge vif et formait sur l'abdomen comme une ceinture large de 3 centi-mètres ; l'autre zone, qui se trouvait immédiatement au-dessous de la première, avait une teinte cyanotique ; à son niveau la peau était tuméfiée et indurée.

Sur l'ombilic se voyaient quelques caillots sanguins et la chemise de l'enfant était légèrement tachée de sang. Au toucher, la peau était partout froide ; la température rectale n'accusait que 36 degrés.

L'enfant succomba au collapsus le soir même de son admission à l'hôpital. L'autopsie ne révéla aucune lésion macroscopique ou microscopique des vaisseaux ni des autres organes, aucun signe manifeste de syphilis. Les centres nerveux ne purent être examinés. L'analyse bactériolo-gique du sang, pratiquée avant la mort, donna aussi un résultat négatif.

Dans ces deux observations, il s'agissait d'une asphyxie locale nettement symétrique. Chez le premier enfant, un pied était plus fortement atteint, mais l'autre pied présen-tait le même état morbide à la période de début.

Dans le second cas, l'affection était disposée avec une symétrie parfaite sur la moitié inférieure de l'abdomen et à la partie supérieure des deux cuisses. L'absence de lésions vasculaires, certaine au moins chez le second enfant, montre qu'on avait bien affaire à une maladie de Raynaud proprement dite. Quel rôle a pu jouer la syphilis dans la pathogénie de cette affection? Comme rien n'autorise à admettre chez ces petits malades l'existence de l'hérédo-syphilis, l'auteur pense que la vérole des parents a eu simplement pour effet d'affaiblir la vitalité des enfants.

Bien que la terminaison rapidement mortelle constitue pour la maladie de Raynaud un fait insolite, M. Durante ne croit pas devoir en conclure qu'il se soit agi dans ses observations d'une forme spéciale de cette affection, car la mort des deux enfants s'explique par leur bas âge et par leur état de faiblesse, dus probablement à l'influence de la diathèse héréditaire.

Deux cas d'ichtyose pilaire familiale héréditaire, avec
microsphygmie chez les syphilitiques héréditaires,
par MM. Gaston et Emery.

Cas I (résumé).

Jean M..., douze ans. Tousse souvent depuis l'âge d'un à deux ans. Très frileux. Pas d'infantilisme. Ichtyose pilaire. *Les extrémités sont facilement sujettes à refroidir et deviennent parfois violacées.* Légère adénopathie cervicale. Ni sucre, ni albumine.

A l'auscultation de la poitrine, on entend en avant et en arrière de nombreux râles soufflants, il n'y aucune modification à la percussion.

Cœur normal, les battements semblent éloignés, mais sans souffles ou bruits surajoutés.

Aux deux radiales, on a peine à sentir le pouls : celui-ci

est plus sensible à gauche qu'à droite. Ces caractères de
ténuité, de petitesse, le rendent filiforme ; on dirait un pouls
préorganique.

Mais il est, quoique lent et petit, très régulier et bat 80
à 84 pulsations à la minute.

Il nous reste à signaler l'existence d'un réseau veineux
thoracique très développé et une lésion linguale en rapport
probable, sinon certain, avec la syphilis (ulcération).

Cas II (résumé).

Elisa M..., dix ans. Sœur du précédent.

Pas de signes extérieurs d'infantilisme. Ichtyose pilaire
comme son frère, mais plus accentué.

Chez elle également existe une sensation de refroidissement, surtout localisée aux extrémités, qui souvent sont
violacées.

Adénopathie cervicale, réseau veineux très développé sur
la poitrine. Tousse facilement, mais, en ce moment, la percussion et l'auscultation sont négatives.

Rien au cœur. Urines normales.

Le pouls présente les mêmes caractères de petitesse,
d'exiguïté que chez Jean, mais poussés à un degré beaucoup
plus considérable. Il faut chercher les pulsations radiales
avec beaucoup de soin pour les trouver.

Actuellement, elle présente, sur la partie externe de la
cuisse droite, des lésions ulcéreuses, diagnostiquées par
M. le Dr Fournier : syphilides ulcéreuses.

De ces deux observations, les auteurs concluent que
la syphilis héréditaire, par une véritable artérite généralisée fœtale évoluant *in utero*, a créé, d'une part,
une malformation cutanée, ichtyose ; d'autre part, une
malformation artérielle, aplasique, se traduisant par la
microsphygmie radiale.

Observation XV

Raynaud.

Syndrome de Raynaud chez un syphilitique.

R... M., de Palerme, âgé de trente-quatre ans, de
constitution robuste et de tempérament bilieux, s'était
adonné sans frein aux plaisirs et à la débauche et avait
contracté de nombreuses maladies syphilitiques qui avaient
toutes été mal guéries. Il fut obligé de se soumettre à
diverses fatigues auxquelles il n'était pas habitué et, entre
autres, à bivouaquer la nuit, aux mois de septembre et
d'octobre, dans les campagnes voisines de Palerme. Dans
le mois d'octobre, il éprouve dans le *doigt* auriculaire de
la main gauche des douleurs légères, accompagnées d'un
engourdissement auquel il fit peu d'attention ; mais, en peu
d'heures, les doigts des pieds furent pris du même engourdissement, sans aucune douleur. Le malade, attribuant ce
symptôme à un refroidissement, se mit au lit et but des
boissons sudorifiques. Le jour suivant, une sensation douloureuse se manifesta non seulement dans les doigts des
deux mains, mais encore dans ceux des pieds, se propa-
geant jusqu'à l'articulation tibiotarsienne. Les douleurs
devenant très vives, on consulta un médecin qui prit la
maladie pour un rhumatisme et prescrivit en conséquence
des frictions mercurielles à la partie interne des cuisses.

Cependant la maladie faisait des progrès lents ; la douleur était surtout très vive dans les articulations radio-
carpiennes. On consulta d'autres médecins qui, n'ayant pas
d'espérance de guérir la maladie, demandèrent que l'on fit
venir un chirurgien. Le Dr Portal fut appelé dans le mois de
novembre auprès du malade : il reconnut une gangrène
sèche qui s'était annoncée par les symptômes indiqués
ci-dessus, une prostration générale des forces, sans fièvre ;
le visage, ainsi que tout le corps, était d'une pâleur mor-

telle ; les yeux étaient fixes ou roulaient languissamment dans leurs orbites, puis s'arrêtaient comme ceux d'un idiot ou comme si l'esprit affaibli du malade avait été frappé par quelque objet effrayant. L'abdomen était dur et tuméfié ; l'émission de l'urine et des selles n'était point interrompue ; le bout des doigts et des orteils de la première et de la deuxième phalange était devenu noir comme du charbon, dur comme de la corne et insensible au toucher ; la partie saine qui succédait immédiatement à la partie gangrenée était légèrement rouge. Fixé sur la nature de la maladie, le Dr Portal prescrivit des cataplasmes toniques sur les mains et les pieds.

Il prescrivit à l'intérieur la mixture suivante : extrait de quinquina, 2 drachmes ; assa fœtida, 12 grains ; opium, 4 grains, à prendre en 4 doses. Il prescrivit, en outre : 2 onces de lait d'ânesse toutes les trois heures. Ces prescriptions furent exécutées à moitié, ce qui engagea le Dr Portal à faire entrer le malade à l'hôpital, dans son service. Il continua ce traitement local et général pendant plusieurs jours, jusqu'au moment où il aperçut, sur la limite de la partie gangrenée, le cercle inflammatoire vermeil qui annonçait que l'organisme reprenait ses forces, établissant la séparation du mort et du vif. Alors, ne voulant plus différer la résection des phalanges, des doigts et des orteils, il pratiqua cette opération le 2 décembre, en se servant de la tenaille incisive pour les orteils, et d'une scie ordinaire pour les doigts. Les plaies furent pansées d'abord avec de la charpie sèche ; plus tard on employa le cérat de Galien et l'onguent styrax. Enfin, pour achever la guérison, on les toucha avec la pierre infernale. Le malade sortit de l'hôpital parfaitement guéri au bout de quarante-six jours.

OBSERVATION XVI

Cas de Klotz et Jacoby (in thèse Defrance).

On retrouve le même succès caractéristique du traitement

spécifique dans le cas de *Klotz* (article de Jacoby) où le malade, *syphilitique* depuis trois ans, présentait des *escarres superficielles* à la phalangette de deux doigts et un état *asphyxique* portant à la main droite sur les deux derniers doigts, à la main gauche sur les trois derniers ; *les artères paraissaient saines.*

De même, dans une observation de Jacoby. Ici les deux mains présentent d'une manière permanente et sur toute leur surface, une *teinte bleue* et une apparence marbrée, avec *abaissement de température* de plus de 5 degrés pour les doigts et *anesthésie* superficielle. Après quelques jours de douleurs violentes, l'épiderme des extrémités des phalangettes forma, de deux côtés, des plaques épaisses, qui se détachèrent quinze jours plus tard en même temps que l'œdème disparaissait.

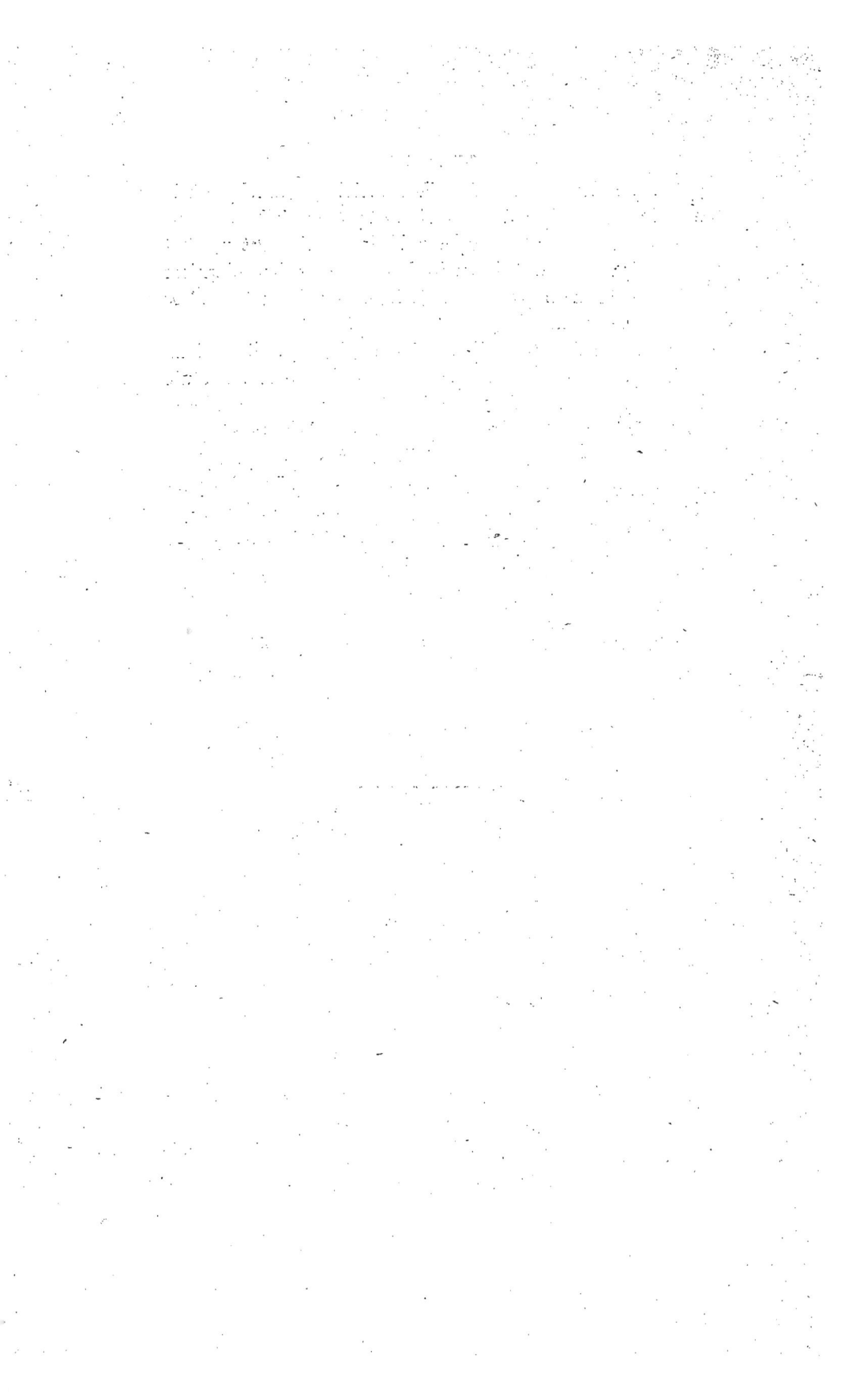

CONCLUSIONS

I. — L'affection connue sous le nom de maladie de Raynaud *n'est pas une entité morbide vraie ; c'est un* **syndrome**. Ce syndrome peut être réalisé par diverses causes pathologiques; entre autres par les maladies infectieuses, parmi lesquelles la **syphilis**.

II. — **L'artérite syphilitique** *peut réaliser le syndrome de Raynaud*.

III. — En présence d'un syndrome de Raynaud, le clinicien doit en *chercher l'étiologie*.

L'on soupçonnera **toujours** la syphilis, que l'on dépistera :

a) Par *les anamnestiques*, personnels, héréditaires;

b) Par *l'examen clinique ;*

c) Par *les moyens de laboratoire* (réaction de Wasserman);

d) Par *le traitement d'épreuve* suffisamment *intense* et *prolongé*.

Ce *traitement devra* **toujours** *être tenté;* il peut donner des guérisons complètes.

BIBLIOGRAPHIE

Nous renvoyons le lecteur qui désirerait trouver une bibliographie complète de la question aux ouvrages suivants :

GANDOIS, *De la gangrène symétrique des extrémités* (th. de Paris, 1904 ; bonne bibliographie).

LENÈGRE, *Maladie de Raynaud chez les syphilitiques* (th. de Paris, 1911).

DRUELLE, *la Gangrène des membres par artérite syphilitique* (th. de Paris, 1906).

Cependant, il nous est difficile de ne pas citer les travaux suivants :

ALEXANDER, Raynaud's disease *(Bristol Med. Chir. Journ.*, 1912, t. XXX, pp. 247-251).

ARNOZAN, Névrite, endartérite, endophlébite *(Congrès de Dermatologie,* 1890).

AUNE, *Essai sur la gangrène des membres consécutive à l'artérite syphilitique* (th. de Lyon, 1890).

BARABAN et ETIENNE, Gangrène des extrémités ; mort par angine de poitrine, endartérite cardiaque, sylvienne, fémorale, radiale *(Revue de Médecine de l'Est,* 1889).

BARTHÉLEMY, Syphilis des voies circulatoires *(Ve Congrès international de Dermatologie et de Syphiligraphie,* Berlin, 1904).

BECK (E. C.), Raynaud's disease Interstate *(Med. Journ. Saint-Louis,* 1912, t. XIX, pp. 328-330).

BENSAUDE (R.), Traitement du syndrome de Raynaud par les douches d'air chaud (Bull. et Mém. Soc. méd. hôp., Paris, 1909, 3e série).

BONNEFOY, Traitement de la maladie de Raynaud par les courants de haute fréquence (Bull. officiel de Soc. franç. d'Electrothérap., Paris, 1907).

BOUCHEZ, Asphyxie locale ; ses rapports avec les engelures, Paris, 1892.

BOURRELLY, De l'asphyxie locale des extrémités envisagée comme symptôme, Paris, 1887.

BOUVERET, Asphyxie locale des extrémités chez une femme athéromateuse (Lyon méd., 1884).

BRANDT, Gangrène symétrique et syphilis héréditaire (th. de Paris, 1895).

BRENGUES, Etude sur les formes graves de la maladie de Raynaud (th. de Paris, 1896).

BRUNS, Ein Fall von Raynaudscher Krankheit (Münch. med. Wochenschr., 1912, p. 503).

BUSY, Etiologie et pathogénie ; essai de classification rationnelle (th. de Lyon, 1889).

CALONNE, Associations pathologiques dans la maladie de Raynaud (th. de Paris, 1904).

CHEVRIN, Asphyxie locale dans les maladies infectieuses (th. de Paris, 1889).

COURCHET, le Syndrome de Raynaud et l'artérite oblitérante (th. de Lyon, 1898).

DEFRANCE, Considérations sur la gangrène symétrique ; étiologie et pathogénie (th. de Paris, 1895).

DOMINGUEZ, Formes atténuées de la maladie de Raynaud (th. de Paris, 1888-89).

D'ORNELLAS, Gangrène spontanée des doigts par artérite syphilitique (Ann. de Dermat. et Syph., 1888).

DURANDARD, Contribution à l'étude de l'artérite syphilitique des membres (th. de Paris, 1902).

EPARVIER, Asphyxie locale des extrémités (th. de Lyon, 1884).

GASTOU et HERSCHER, Cas où la lésion des artères a été établie (Soc. Dermat., Paris, 1899).

GAUCHER, CLAUDE (O.) et CROISSANT, Maladie de Raynaud syphilitique (Bull. Soc. de Dermat. et Syph., 1er juin 1911).

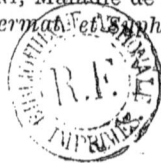

GAUCHER, GOUGEROT et MEAUX-SAINT-MARC, Maladie de Raynaud avec Wassermann positif (Bull. Soc. de Dermat. et Syph., 6 février 1913).

GAUCHER, GIROUX et MEYNET, Troisième cas de maladie de Raynaud d'origine syphilitique avec aortite et réaction de Wassermann positive.

GILBERT (A.), Cliniques médicales de l'Hôtel-Dieu, 1913.

GOLDSCHMITH (D.), Un cas de gangrène symétrique d'origine traumatique, suivie de quelques réflexions sur la pathogénie de l'affection (Bull. et Mém. Soc. méd. des hôp., 1905).

— Asphyxie locale et gangrène accompagnée de sclérodermie. Examen par Recklinghausen, qui conclut à un seul et même processus. Endartérites oblitérantes dans la peau, le poumon, le rein. Cause inconnue (Rev. méd., 1897).

ISCOVESCO, Comptes rendus de la Société de Biologie, I, 289.

JACOBY, Deux cas de maladie de Raynaud chez un brightique et chez un syphilitique (New-York med. Journal, 7 février 1891).

KLOTZ et LUSTGARTEN, Influence des artérites syphilitiques (Dermat. Soc. New-York, 222ᵉ séance).

LEGENDRE, Endartérite oblitérante incomplète de la cubitale droite ischémie intermittente des trois derniers doigts avec syndrome de syncope et d'asphyxie locale (Soc. méd. des hôp., 29 mai 1896).

LÉVY, FRAENKEL et CASTEL, Maladie de Raynaud ; rétraction de l'aponévrose palmaire (Bull. Soc. franç. Dermat. et Syph., Paris, 1910).

LOHIS, Des modifications du pouls dans la maladie de Raynaud, Paris, 1895.

MAUGUE, la Maladie de Raynaud (sa fréquence chez les enfants), Paris, 1895.

MORGAN, Maladie de Raynaud chez un sujet atteint de syphilis (Lancet, 6 juillet 1889).

MORGAN et CANICET, Die Vasomoteurneurosen, 1901.

Nicolas, *Traitement des maladies vénériennes*, 1909 (collect. thérap. Gilbert et Carnot).

Nicolas, Massia, Gaté et Pillon, Syndrome de Raynaud chez une syphilitique *(Ann. des Mal. vénér.*, janvier 1915).

Parkes (Weber), Syndrome de Raynaud et syphilis *(British Journal of Dermatology*, 1913).

Phisalx, Sur un cas de maladie de Raynaud obtenu expérimentalement chez le cobaye (origine infectieuse) *(Compte rendu Soc. Biol.*, Paris, 1900).

Rankin (G.), Reynaud's disease *(Clin. Journ. Lond.*, 1912-1913, p. 14).

Raymond et Gougerot, Gangrène symétrique des extrémités par artérite chronique oblitérante, transitoire ou permanente, d'étiologie inconnue *(Nouvelle Iconographie de la Salpêtrière*, janvier-février 1908).

Raynaud, *De l'asphyxie locale et de la gangrène symétrique des extrémités* (th. de Paris, 1862).

— Article Gangrène du *Nouveau Dict. de Méd. et de Chir. pratique de Jacoud*, 1872.

— *Arch. génér. de Méd.*, 1874, t. I.

Roque, Rapports de la maladie de Raynaud avec la tuberculose et les lésions cardio-vasculaires *(Province méd.*, Paris, 1912).

Sarvonnat, Etiologie et pathogénie de la maladie de Raynaud *(Gaz. des hôp.*, Paris, 1907).

Semon, Un cas de maladie de Raynaud syphilitique *(Royal Soc. of Med. of London*, 19 novembre 1912).

— Le syndrome de Raynaud et la syphilis *(British med. Journal*, 8 février 1913).

Willson (R. W.), Fatal vasomotor gangrene probably due to Raynaud's disease *(Tr. Coll. Phys. Phil.*, 1911, 3e s., pp. 209-217).

TABLE DES MATIÈRES

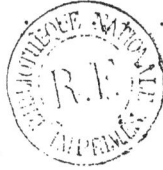

Lyon.'— Imprimerie A. REY, 4, rue Gentil. — 69450

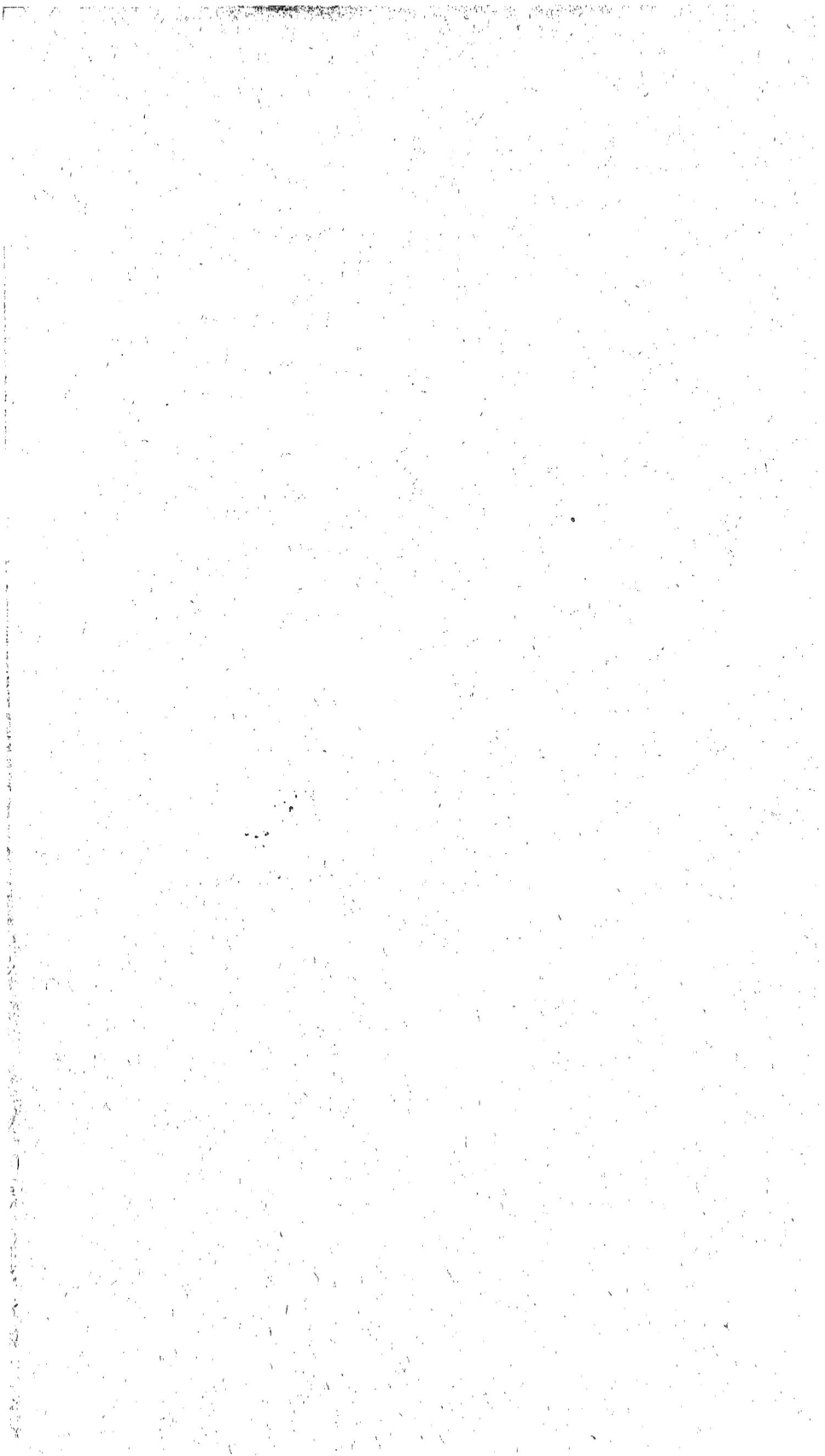

www.ingramcontent.com/pod-product-compliance
Lightning Source LLC
Chambersburg PA
CBHW071527200326
41519CB00019B/6095